U0251987

编 委 会

主　编：李世绰

副主编：王晓飞　刘晓蓉

编　委（以姓氏笔画排序）：

　　　丁　玎　王晓飞　邓宇虹　李云林　刘晓蓉

　　　江　文　吴　晔　张　洁　张　慧　姜化安

　　　段立嵘　郝艳秋　遇　涛

审　阅（以姓氏笔画排序）：

　　　吴　逊　吴建中　沈鼎烈　林　庆　秦　炯

　　　洪　震　谭启富　黄远桂

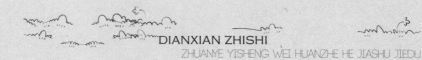

DIANXIAN ZHISHI
ZHUANYE YISHENG WEI HUANZHE HE JIASHU JIEDU

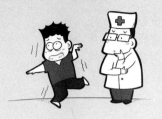

癫痫知识

专业医生为患者和家属解读

中国抗癫痫协会　编著

四川大学出版社

责任编辑:许　奕
责任校对:龚娇梅
封面设计:阿　林
责任印制:王　炜

图书在版编目(CIP)数据

癫痫知识:专业医生为患者和家属解读 / 中国抗癫
痫协会编著. —成都:四川大学出版社,2016.10
ISBN 978-7-5614-9985-6

Ⅰ.①癫…　Ⅱ.①中…　Ⅲ.①癫痫-基本知识
业企业管理-财务管理-研究②煤炭工业-工业企业管理
Ⅳ.①R742.1

中国版本图书馆 CIP 数据核字(2016)第 249208 号

书　名	癫痫知识——专业医生为患者和家属解读	
编　著	中国抗癫痫协会	
漫　画	张　博	
出　版	四川大学出版社	
地　址	成都市一环路南一段24号(610065)	
发　行	四川大学出版社	
书　号	ISBN 978-7-5614-9985-6	
印　刷	郫县犀浦印刷厂	
成品尺寸	148 mm×210 mm	
印　张	7.25	
字　数	169千字	
版　次	2016年12月第1版	
印　次	2018年6月第3次印刷	
定　价	28.00元	

◆读者邮购本书,请与本社发行科联系。
　电话:(028)85408408/(028)85401670/
　(028)85408023　邮政编码:610065
◆本社图书如有印装质量问题,请
　寄回出版社调换。
◆网址:http://www.scupress.net

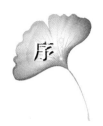

序

　　中国抗癫痫协会主持编撰的《癫痫知识》正式出版发行了，这是十分令人高兴的。因为这是我们协会出版的第一本癫痫科普著作，也是我们多年来想为广大癫痫患者及其亲属、照护者做的一件实事。

　　全球约有癫痫患者五千万，我国有近千万。世界卫生组织把癫痫列为重点防治的神经、精神疾病之一。2015年，由各国卫生部长出席的第68届世界卫生大会一致通过了关于癫痫防治的WHA68.20决议，要求今后在国家一级加强防控癫痫的协调行动，其中强调了癫痫方面的公众认识和教育，以减少社会对癫痫患者及其家属的误解和歧视。本书从认识癫痫，癫痫发作，正确诊断和规范治疗，外科手术，生酮饮食等特殊治疗方法，患者的生活、学习和工作，女性患者以及儿童患者在诊断和治疗等诸方面针对患者及亲属经常遇到的问题和困惑做了详细、科学而且浅显易懂的回答，这对患者正确就医、遵守医嘱、规范治疗和自我保护肯定大有裨益；对患者的家属来讲，通过本书了解、掌握相关科学知识，做到与医生协调合作，实际参与和癫痫抗争的过程，意义也同样很大。

　　目前，癫痫专家个人编写的相关科普知识书籍，已有不少，为什么协会还要出版这本《癫痫知识》呢？第一，总体来说，癫痫患者获取相关知识仍然不足，协会正式出版此书，一方面能满足社会需求，另一方面也会有较大的影响力；第二，随着癫痫相关学科的快速发展，患者需要得到的知识也需不断更新，本书中就包含了不少以往书籍中没有的新内容；第三，为了更贴近患者的实际困惑，本书采用了一些新鲜的表达方式，如情景对话，图文并茂，使读者有"身临其境"之感，更容易理解与接受。当然，本书能否取得上述效果，还有待广大读者给予评价。

在此，对为编撰此书付出数年艰苦劳动的各位作者表示衷心的感谢。

愿此书受到广大癫痫患者及亲属的关注与喜爱。

中国抗癫痫协会　会长：

2016年11月25日

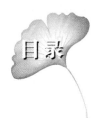

目录

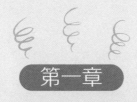

第一章

认识癫痫

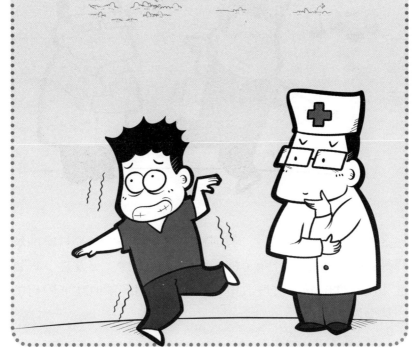

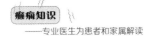

1. 什么是癫痫？

癫痫（diān xián），也可称"癫痫"（diān jián），俗称"羊角风""羊羔风""羊癫风""猪头风"等。中国香港

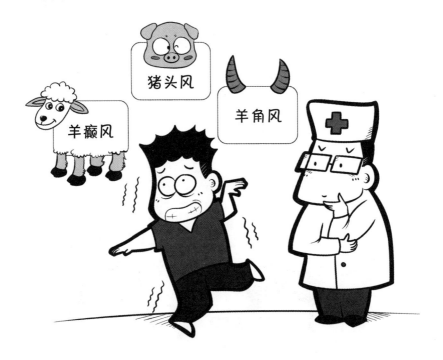

地区称之为"脑痫症"，韩国称之为"脑电病"。科学的解释是：癫痫指脑神经元（神经细胞）群体性、突发性、短暂性和反复性的异常过度放电，导致大脑出现瞬时功能障碍的一种慢性疾病。

2. 古代人是怎样认识癫痫的?

由于古代科学技术的局限性,人们认为癫痫是"超自然力量"或是"恶魔"侵入了人体所致。癫痫的英文"epilepsy"源于古希腊文,是"被鬼神抓住"的意思。当时的人们认为癫痫很神秘,把癫痫称为"神圣病",治疗上也多求助于宗教或巫师。由于诊断和治疗技术落后,患者的病症反复发作,久治不愈,更加印证了癫痫似乎是"不治之症"。这种错误的认识,给癫痫患者带来了巨大的心理压力和精神痛苦。癫痫患者一旦被带上这种被鬼神抓住的印记,就像我们古代给犯罪的人面部打上"烙印"(stigma)一样,会使人产生羞耻感、自卑感。这正是现代人们常说的癫痫"病耻感"(stigmatization)的来源。

3. 现代人是怎样认识癫痫的?

随着现代医学的发展,人们已经知晓,癫痫是由多种脑部病变所引起的表现各异的症候群,是一种可治性疾病。在历代医家大量临床实践的基础之上,人们由最初对癫痫的表面认识到今天对癫痫的症状、发病机制、诊断、治疗和预防等形成了一个系统的学科,称之为"癫痫病学"(epileptology)。许许多多关于癫痫的未知的奥秘终将被现代科学破解。

4. 我国有多少癫痫患者?

根据流行病学调查,我国人群癫痫的患病率为7‰。近5年内仍有发作的活动性癫痫的患病率为5.4‰,且多以危害

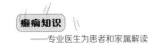

较大的全面强直-阵挛发作为主。据此推算，全国癫痫患者有900万之多，每年约有40万新发患者。

5. 为什么癫痫的表现千奇百怪？

每位癫痫患者发病时，由于异常神经元的部位和放电扩散所涉及的脑功能区不同，脑部功能失常所引起的表现也各异。癫痫患者发病时可以表现为行为、意识、运动、感觉、自主神经等方面的障碍。

6. 原发性癫痫和继发性癫痫是什么意思？

按照以往的观点，癫痫依据病因分为三类：遗传性癫痫（原发性癫痫）、结构代谢性癫痫（继发性癫痫）、原因不明性癫痫。

原发性癫痫：在运用了各种现代的诊查手段后，认为患者发病可能和遗传基因有关。遗传基因的变异既可能是家族性的，又可以是新发的。

继发性癫痫：由于脑内结构异常、炎症、代谢、免疫失调、脑血管病、肿瘤等其他疾病或头部外伤引起的癫痫。

7. "抽风"一定是癫痫吗？

对于癫痫，一些患者和家属常有误解，认为"抽风"就是癫痫，其实不然。"抽风"只是一种发作性症状，引起"抽风"的原因很多，热性惊厥、低血糖、低血钙等均可能导致"抽风"，还有一些癔症发作，患者也表现出"抽风"样症状，但这些并不是癫痫。癫痫的诊断必须由专科医生经过认真的体格检查、实验室检查及多种仪器检测，得到客观证据，才能做出诊断。

8. 癫痫是怎么引起的?

人脑是一个自带电流的生物体，只是电压很低，人体自身没有感觉。正常情况下，脑组织各部位的神经元通过电流有序的冲动、传导，相互联系，"指挥"人体协调正常活动。若某种刺激使脑内许多神经元同时兴奋，异常放电，则在脑内形成一场巨大的"电风暴"。人体对这场突如其来的"电风暴"产生的一次应激反应就是癫痫发作。如果电活动的紊乱仅局限于脑内的某一区域，可导致部分性（局灶性）发作；当全脑受累时，则可导致全面性（全身性）发作。

9. 癫痫主要有哪些病因?

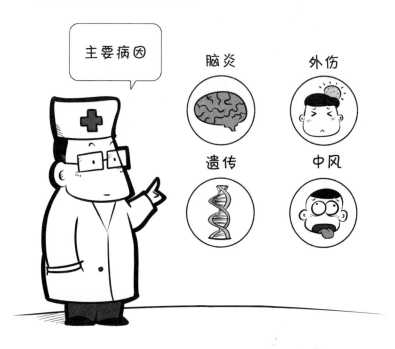

癫痫的病因很多，主要病因是脑部疾病，如脑血管病、脑炎、脑膜炎、脑脓肿、炎性肉芽肿、脑肿瘤、脑寄生虫、脑外伤、脱髓鞘疾病、脑发育异常、脑萎缩等均可引起癫痫。另外，脑外部疾病，如尿毒症、糖尿病、心源性惊厥以及金属、药物中毒等也可引起癫痫。

癫痫的病因十分复杂，许多中枢神经系统或全身性疾病都可引起癫痫。先天性疾病、出生时或出生后的各种疾病、代谢性疾病也可以引起。同样，也有不少患者经过各种检查后找不到病因，癫痫发作为唯一症状，这种情况可能与遗传因素有关。

10. 癫痫会遗传吗？

患者和家属经常问到这样的问题：孩子患癫痫与遗传有关吗？所生的孩子中，其中一个孩子患了癫痫，其他孩子也会患癫痫吗？

部分癫痫的发病与基因异常有关，属于遗传性癫痫，如遗传性癫痫伴热性惊厥附加症、常染色体显性遗传夜发性额叶癫痫等。不同的遗传方式会使家族中成员的患病率有所不同。还有少数癫痫继发于其他遗传性疾病，如结节性硬化、脑-面血管瘤、神经纤维瘤等。

当双亲都有癫痫性疾病病史时，孩子患癫痫的概率增加。家族史中有癫痫患者的儿童，遗传性癫痫的患病率为3.8%~10.8%，个别报道高达19.8%~35%，明显高于症状性癫痫的患病率（1%~4.6%）。

在目前的医学条件下，仅能找到部分癫痫的遗传基因，说明有遗传素质的人"易患性"（得病的可能性）高，遇到某些诱发的环境因素，易出现癫痫发作。许多儿童有癫痫家族史，但儿童自身并没有癫痫发作。所以，癫痫是否发病由自身及环境因素共同决定。

11. 什么是癫痫综合征？

癫痫综合征是指在特定的年龄群，由特定的临床表现、体征和特定的脑电图变化组成的，以癫痫发作为主要表现的一类疾病，如婴儿痉挛症、儿童良性癫痫伴中央—颞区棘波、颞叶癫痫等。

12. 诊断癫痫综合征有什么意义？

癫痫综合征的诊断是根据患者遗传背景、发病年龄、发作类型、诱发因素、临床表现、发作频率、发作程度、精神智力水平、脑电图特征、治疗反应等信息综合得出的。不同癫痫综合征所提示的治疗方法、治疗效果和预后也是不同的。

13. 癫痫为什么要分类？

癫痫作为一种脑部疾病，是一组具有不同病因、不同临床表现特征及预后的综合征，其分类相当复杂。对癫痫进行分类，目的是帮助医生根据不同癫痫综合征及发作类型，合理选择抗癫痫药物并判断预后。

14. 癫痫发作和癫痫综合征的分类依据是什么？

对癫痫发作类型的分类，主要是根据癫痫发作时的脑电图特征和临床表现。癫痫综合征的分类则是根据癫痫的发病病因、发病机制、发病年龄、临床表现、脑电图特征、疾病

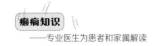

演变过程、治疗效果等多种因素综合分析后进行的。

15. 什么是癫痫的局灶性发作？

癫痫的局灶性发作的起源在一侧大脑半球的局部，是成年期癫痫发作最常见的类型。根据发作过程中患者是否有意识障碍，又分为单纯局灶性发作、复杂局灶性发作以及局灶性发作继发全面性发作等类型。目前，这种分类方法在国际上已经被修整。

16. 什么是癫痫的全面性发作？

癫痫的全面性发作的脑电图变化起源于双侧大脑半球，两侧几乎同时开始，也称为全身性发作。发作时患者伴有意识障碍，包括失神发作和不典型失神发作、肌阵挛发作、阵挛发作、强直发作、全面强直-阵挛发作等。

17. 老百姓经常说的"癫痫大发作"是什么意思？

"癫痫大发作"是俗称，也就是癫痫分类中的全面强直-阵挛发作。临床上最常见到的症状为患者突然意识丧失、双眼上翻、身体倒地，全身先挺直，后抽搐，口吐白沫，可能伴有咬破舌头、尿失禁。患者几十秒或数分钟后恢复，苏醒后如常人，但对发作过程没有记忆。

18. 什么是癫痫持续状态？

癫痫持续状态是指1次癫痫发作持续30分钟以上，或反复发作过程大于30分钟，且发作间期患者意识不恢复至发作前状态。临床上可以分为惊厥性癫痫持续状态和非惊厥性癫痫持续状态。处于癫痫持续状态的患者通常会伴有不同程度的意识障碍、运动功能障碍。严重的惊厥性癫痫持续状态患者，可伴有脑水肿和颅内压增高、电解质紊乱，甚至危及生命，应当积极进行治疗。

19. 癫痫性精神障碍是精神病吗？

癫痫患者发作时出现的精神障碍与精神病的表现往往有相似之处，经常有人误把癫痫看成是精神病。实际上癫痫与精神病之间有着本质的区别。

二者相比，癫痫症状具有发作性、刻板性、重复性的特征，每次癫痫发作时患者的精神症状基本类似，称为癫痫性精神障碍。脑电图检查提示发作期有痫性放电，抗癫痫药物治疗有效。而精神病患者的症状多呈持续性，持续时间可长达数月甚至更长，发作性的精神症状呈多样化，抗癫痫治疗一般无效。

20. 癫痫对患者的危害有哪些？

癫痫对患者的伤害主要包括躯体和心理两个方面。

躯体方面：癫痫发作时患者出现意识障碍，且不分时间、地点突然发生，易使自身处于危险的环境中，若发作时行走在水池旁、锅灶前等，则更易发生意外伤害，如溺水、烧伤等；癫痫频繁持续发作，容易损伤大脑神经细胞，也可能引发肢体瘫痪；脑肿瘤和脑血管病伴随癫痫发作，可诱发或加重原发病。许多患者癫痫发作时呼吸暂停，造成缺氧、水肿等神经细胞损伤。长期反复发作容易引起患者的智力下降、性格改变、记忆障碍，进一步使病情加重。

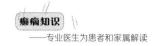

心理方面：由于癫痫患者容易遭受外人的歧视和不公平待遇，使得患者精神压力加重，变得焦虑、自卑、抑郁，甚至出现轻生的意图；一些患难治性癫痫的患者，给家庭成员也造成很大的经济和精神压力。

21. 我国癫痫患者的治疗现状如何？

我国癫痫的患病率为7‰，与世界卫生组织（WHO）报告的发展中国家7.2‰的患病率接近。儿童和青少年是癫痫高发人群，在癫痫患者中，0～9岁年龄组占患病总人数的38.5%，10～29岁年龄组占约40%。目前，我国癫痫患者的治疗状况令人担忧，大约63%的患者从未进行过治疗或接受的是非正规治疗，国际上称之为"治疗缺口"（treatment gap）。大多数患者处于"治疗缺口"状态，不仅癫痫发作未能得到控制，还造成病情迁延，转变成"难治性癫痫"，甚至患者的智力严重损害，尤其是青少年更是如此。许多人还因为听信虚假宣传，上当受骗，没有取得应有的治疗效果。

22. 癫痫的治疗原则是什么？

癫痫的治疗，要注意以下几个原则：

（1）一旦确诊为癫痫，应尽早开始治疗。

（2）注意正确选择药物。绝大多数患者不懂怎样治疗，此时，要听从专科医生的安排。医生会根据癫痫发作及癫痫综合征的不同类型，正确选择药物。患者要遵从医嘱用药，不可盲目轻信其他患者的"经验"，或随意使用所谓的"偏方""祖传秘方"。

（3）先单独用药，然后联合用药，剂量适当。许多抗癫痫药物治疗的作用原理相似，选择用药时首选一种药物，从小剂量开始，逐渐加量。若达到最大耐受剂量时仍然无效，可考虑换药或联合用药，但要注意药物之间的相互作用。同时，用药方式要遵从专科医生的医嘱。

（4）长期服药，维持治疗。癫痫用药最忌讳的就是症状好一点后，就自行减药甚至停药，发作了再次用药。这样做是非常不科学的，很难达到控制发作的目的。患者一定要坚持长期服药，即使停止发作，也要继续服药。一般发作完全控制2～3年以上，脑电图正常的患者，可在医生指导下逐渐减量或停止使用药物。有些患者甚至需要终身服药。

（5）经过2～3年抗癫痫的正规治疗，仍未能很好控制发作的患者，称为"药物难治性癫痫"，应到有条件的"癫痫中心"进行"术前评估"。如有肯定的适应证，可考虑行外科手术治疗。

23. 癫痫患者能结婚吗？

只要符合《中华人民共和国婚姻法》的规定，适龄的癫痫患者可以结婚。建议患者在生育前针对遗传风险、抗癫痫药物使用等问题，咨询癫痫专科及其他相关学科的医生，尽可能减少新生儿患遗传性癫痫的概率，预防胎儿畸形，保证优生优育。

24. 癫痫是不治之症吗？

多数癫痫患者不发作时如同常人。70%～80%的患者通过个体化、合理、规范的药物治疗，可以控制或减少发作次数，减轻发作程度，像健康人一样生活、学习和工作。有部

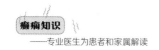

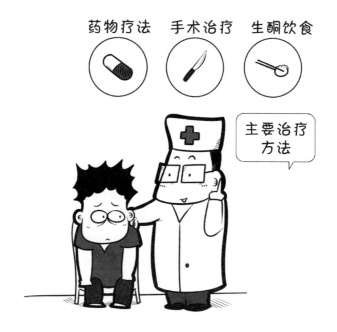

分儿童期发病的"良性癫痫"患者，可以随年龄增长不治自愈。20%～30%药物不能控制其发作的患者，其中的一部分可考虑进行正规的外科手术治疗。最终，只有少数患者的发作极难控制，留有身体残疾、智力低下等。总的来说，癫痫是可治的神经科疾病之一。随着科学的发展，可彻底控制的癫痫发作的比例会越来越高。现在国际上主张，10年无发作，停用药物治疗5年以上的癫痫患者，可以被认为"癫痫不存在"了，即治愈了。

25. 癫痫的预后受哪些因素影响？

癫痫的预后受以下多种因素的影响：

（1）癫痫综合征。不同种类的癫痫综合征的预后不同，有些自限性癫痫的治疗效果较好，而癫痫性脑病的治疗效果较差。

（2）发病年龄。总体来说，发病年龄越小，预后越差。2岁以内发病的患者，多伴有明显的脑的器质性损伤及神经精神障碍，预后差；年龄较大、无脑部器质性病变的患者预后较好。

（3）病程长短。从发病到开始治疗的时间越短，疗效越好，预后越佳。一般认为，发病2年以内为最佳治疗时间；持续发作2年以后开始治疗，控制发作的可能性降低；从发病到开始治疗的时间超过5年者，预后更差，控制发作的可能性更低。

（4）遗传因素。遗传因素会影响癫痫的预后。

（5）脑外伤。脑外伤引起的癫痫，若治疗及时，预后相对较好。外伤性癫痫的预后也取决于外伤的性质、部位和严重程度等。此外，也与癫痫外伤时患者是否昏迷及昏迷持续时间、有无颅内感染等因素有关。有的患者仅在头部外伤急性期出现癫痫样发作，以后不再发作，这种情况患者预后较好。

（6）脑血管病和脑肿瘤。脑血管病（脑出血、脑动脉硬化、脑梗死等）和脑肿瘤引起的癫痫发病率较低，预后各不相同。脑动脉瘤、动静脉畸形引起的癫痫，当动脉瘤或动静脉畸形破裂，引起脑出血时，可以危及患者生命。有些脑肿瘤的手术遗留的瘢痕可以成为致痫灶，影响患者预后。

（7）脑炎或脑膜炎引起的癫痫。脑炎或脑膜炎痊愈后，一半以上的患者，癫痫发作可以完全缓解。但是，存在严重脑炎或脑膜炎后遗症，伴有频繁癫痫发作者，预后不理想。脑囊虫病引起的癫痫，曾是成人癫痫的常见病因之一。多数脑囊虫病患者伴有癫痫发作，其预后关键在于囊虫的治疗效果。

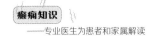

需要注意的是，不同原因导致的癫痫，治疗方法不同，预后也会有所不同。所以，患者应尽量选择正规医院、有经验的医生进行诊治，减少因为治疗不当造成的不良后果。

26. 得了癫痫，一生就没有希望了吗？

有人认为，得了癫痫，一辈子就完了，不是残疾也是呆傻。其实，这种认识是错误的。癫痫是一种可治性疾病，只要能得到及时正确的诊断和治疗，将不会影响多数患者的生长发育、接受良好教育、胜任本职工作并享受美满的家庭生活。

曾经有不少历史名人也患过癫痫，其中包括古罗马的凯撒大帝，法国的军事家拿破仑、大画家梵高，俄国作家陀思妥耶夫斯基、革命导师列宁，我国古代的大书法家王羲之等。尽管都患有癫痫，却没有影响他们创立各自的丰功伟绩，名垂青史。

27. 癫痫可以预防吗？

部分癫痫可以通过采取积极的措施进行预防。

遗传基因使某些儿童具有惊厥"易感性"，在各种环境因素的促发下，产生癫痫发作。对此，特别强调遗传咨询的重要性，应当详细地进行家庭系统性调查，了解患者双亲、同胞和近亲中是否有癫痫患者及其发作特点，是否有热性惊厥病史，并对其同胞、后代和其他亲属的可能性进行预测。

对于家族史中有引起智力低下和癫痫的某些严重遗传疾病，应在条件允许的情况下进行产前诊断或新生儿期筛查，以决定是否终止妊娠或进行早期治疗。

为了预防出生时脑损伤引起的癫痫，对于高龄初产妇、胎位异常未矫正等情况，如预计生产过程不顺利，应及早采取措施，或行剖宫产术，以避免分娩过程中因胎儿缺氧、窒息、产伤增加其日后患癫痫的概率。

　　对于各种颅内感染引起的癫痫，主要是积极地预防这些感染的发生，一旦发生了颅内感染性疾病，应及早、正确治疗，减轻脑组织损伤。在颅内感染的急性期，不少患者常有癫痫发作，应及时、足量地使用抗癫痫药物，以减轻脑组织因癫痫发作造成的损害，也可以减少患者日后癫痫发作的机会。

　　预防脑外伤引起的癫痫，重点是预防脑外伤的发生，避免因工作、交通事故等原因引起的脑外伤。

　　频繁发作的热性惊厥有可能会转变成癫痫，对有反复发作可能的热性惊厥，应及早采取预防措施，减少热性惊厥造成的脑损伤，以减少癫痫的发病率。

　　避免癫痫发作诱因，也是预防癫痫复发的重要环节之一，如饮酒、疲劳、精神压抑、暴饮暴食、感染性疾病、受惊、发热、剥夺睡眠、近亲结婚及有害的声、光刺激等。

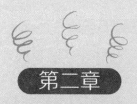

第二章

癫痫发作的相关问题

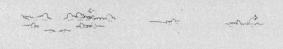

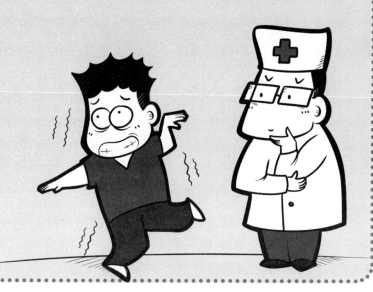

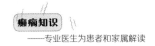

1. 癫痫发作的诱因有哪些？

癫痫发作的诱因有很多，既有内在的也有外在的。比如，一些突发的精神刺激，容易引起患者情绪的剧烈波动，在没有任何准备的情况下突然出现，引起神经过度紧张；突然的闪光，眩目刺眼的光刺激，造成视觉中枢功能紊乱；饮食过饱，消化不良，引起体内酸碱平衡紊乱、细胞代谢异常；长时间上网、不良的手机使用习惯，看电视或者打游戏，荧屏上强烈的闪光，持续刺激视网膜上的神经细胞，传送到大脑，可引起神经细胞异常放电。此外，过度疲劳、饮酒、滥用药物等也可诱发癫痫。

2. 癫痫发作可以预知吗？

癫痫和其他疾病有着明显的区别，多数患者不发作时，犹如常人，发作时才有所表现。某些情况下，癫痫发作前，患者自己有感觉，称作发作先兆。先兆由主观感觉构成，发生于意识丧失之前，此时患者意识清醒，可有记忆，但多数时间很短。正常成人能够表达出来，年幼的孩子和智力低下的患者往往表达困难。

3. 癫痫发作先兆有哪些表现？

癫痫发作先兆是指癫痫发作前数秒或数分钟内，患者出现的症状。其有多种表现，如躯体麻木、感觉迟钝，听见类似鸟虫鸣叫、铃声和机器声，看见运动或静止的光点、光圈、火星、黑点或彩色的东西，闻到类似烧焦的橡皮味、腥味等刺鼻难闻的气味，自己感到口中有苦、酸、咸、甜、腻等不舒适的味道，情绪上表现出焦虑不安、惊慌恐惧；产生错觉或幻觉，看见或感受到实际上不存在的东西和场景等；还可以有眩晕、上腹部不适、头部不适等症状。有些患者可以在出现先兆时避开危险，如席地而坐或倒向安全的一侧等。

4. 癫痫的发作有哪些种类？

按照经常使用的方法，癫痫发作分为全面性发作、局灶性发作和不能分类的发作。其中全面性发作包括全面强直-阵挛发作、强直发作、阵挛发作、失神发作、肌阵挛发作、失张力发作；局灶性发作包括单纯和复杂局灶性发作以及局灶性发作继发全面性发作。不能分类的发作主要包括一些特殊的发作类型。确定癫痫发作类型往往需要癫痫专科医生结合临床表现和脑电图表现综合判断。

5. 癫痫发作的特点是什么？

癫痫发作的主要特征是发作的突然性、刻板性、短暂性、重复性。

癫痫发作具有突然性。也就是说，癫痫发作是难以预测的。我们不知道什么时候会出现发作，有些患者感觉癫痫要发作了，赶紧服药，这个时候想要预防已经来不及了。当然，也有些患者发作前会出现某种（些）先兆，此时应及时采取发作时的保护措施。

癫痫发作的时间是短暂的，一般在1～2分钟，很少超过

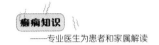
5分钟。如果发作时间不长，患者没有外伤，一般不需要特殊处理，注意保护好患者就行了。

虽然癫痫发作的形式多样，但对每位患者来说，每次发作的表现相同或类似，即所谓的癫痫发作的刻板性。如果患者每次发作的表现毫无规律，变化多样，诊断"癫痫"就要慎重了。

反复发作是癫痫的一个重要特征，只不过每位患者的发作频率不同，有的患者几年发作一次，有的患者每天发作数十次。

6. 癫痫发作时需要采取什么急救措施？

癫痫发作多数呈一过性，通常很少超过5分钟，然后患者症状自动缓解。一般情况下，除了癫痫持续状态需要紧急处理，其他类型的癫痫发作不需要紧急送往医院抢救。患者癫痫发作，特别是全面强直-阵挛发作时，应注意保护，避免摔伤、烫伤等。有些家属过分用力掐患者人中穴或怕患者咬破舌头，而将手指或筷子强行塞入患者口中，这都是不必要的，有时甚至会引起其他伤害。发作时也不要强行给患者灌药，这样会造成呛咳和窒息。可以让患者平卧，松开衣领，头转向一侧，家中有条件者也可以规范操作，给患者吸上标准化的医用氧气。

7. 就诊时为什么需要详细描述患者发作前后的表现？

癫痫的诊断需要多项检查并结合患者症状进行综合判断。其中，医生判断患者是否为癫痫发作的重要依据，来自于患者发作时的表现，患者的症状往往能提示致痫灶所在部

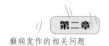

1. 将患者移到通风处，让其侧卧

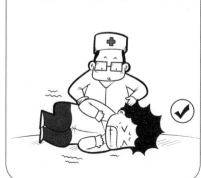

2. 保证患者不摔伤，不将手指或其他物品塞入患者口中

3. 仔细观察发作表现，记录发作时间

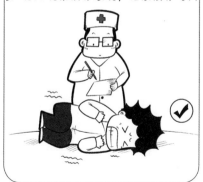

4. 不在发作期间强行灌药

不要现在喂药

5. 如果发作时间长，立即送医

120急救中心吗？

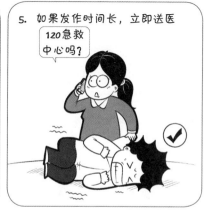

位。因为癫痫是发作性疾病，多数患者就医时的表现可能与正常人一样，医生很难亲眼看到患者发作时的状况。而患者发作时，特别是发作之前的预感、先兆表现等，对于癫痫的诊断和定位有重要价值。比如，听幻觉多提示致痫灶在颞叶外侧，视觉性发作多提示致痫灶在枕叶等。

就诊时，患者自己或目睹患者发作的旁人，要仔细回忆发作前后的经过，并做详细的描述。主要内容包括：最早的表现或心理感受，患者有无说话或发出其他声音，意识是否清楚，头部转动方向，眼球转动方向，面部表情，有无咬牙，口角方向及有无歪斜，身体有无扭转或保持某种姿势，四肢活动情况，有无大小便失禁，以及这些表现的先后顺序；整个发作过程持续的时间，意识丧失的时间，发作后有无言语错乱或其他异常表现等。此外，还要记录每次发作的时间及发作前是否有相关诱因（如饮酒、劳累、女性是否与月经期有关等）。如果能用智能手机把患者发作的全程录像给医生看，对于疾病的诊断会有很大帮助。

8. 全面强直-阵挛发作有哪些特征？

全面强直-阵挛发作俗称"大发作"，以患者的意识丧失和全身强直、抽搐为特征，分为三个时期。

强直期：持续10～20秒。患者突然意识丧失、摔倒、头后仰、眼球上窜、喉部痉挛，口中发出羊羔叫一样的声音，肢体强直、瞳孔散大、面色青紫（发绀）、呼吸暂停。

阵挛期：持续0.5～1分钟。患者全身肌肉呈节律性抽动，可咬破舌头、口吐白沫，个别患者出现尿失禁。最后一次强直阵挛后，抽搐终止，同时出现心率增快、血压升高、汗和唾液分泌增多。

发作后期：一般持续5～10分钟，患者尚有短暂的强直阵挛，牙关紧闭。一般情况下，呼吸首先恢复，口鼻会有血沫或泡沫喷出，瞳孔大小也恢复正常；随后肌肉开始松驰，意识逐渐恢复。清醒后，患者对于刚才的发作过程全无记忆，但会感觉头痛、全身酸痛、乏力等。

9. 失神发作有哪些特征？

失神发作常见于儿童，表现为短暂的意识丧失，每日数次至数十次，甚至上百次。其突然发生、突然终止，多数持续2～15秒，一般不超过1分钟。

失神发作很少有先兆，表现为正在从事的活动或言语突然中断，两眼目光呆滞，有时面色苍白，手中持物落地。发作停止后，患者可以继续原来的活动；也有患者发作时伴咀嚼、吞咽动作；还有患者出现拉扯衣服，摸索、徘徊或其他无目的动作；少数患者伴有眼、面、颈和肩部的肌阵挛发作。

10. 您了解以情绪失控为主要表现的癫痫发作吗？

这种发作主要表现为突然、无目的狂奔，大哭大笑。发作时意识恍惚，对周围事物及刺激没有反应，目光呆滞或呈现惊恐状态，甚至在奔跑时不知躲避障碍物，撞在树上、墙上、汽车上或跌入水中等。

同其他癫痫发作一样，发作时间持续数十秒或数分钟。患者一般在跑出数米或数十米的距离后突然停止，发作过后对过程全然不知。

此类癫痫发作的原因可能是由于大脑情感中枢的异常兴奋，导致惊恐不安。奔跑则是生理上的一种本能逃避行为。这类患者常被误诊为精神疾病，但其发作期脑电图有癫痫样异常改变，抗癫痫治疗有效。

11. 您了解以点头为主要表现的癫痫发作吗？

以点头为主要表现的癫痫发作，多发生在低龄儿童，尤以1岁以内的婴幼儿多见，由头颈部的肌肉痉挛所致。如果发作时孩子呈俯卧位或者面对比较硬的物体，有可能将前额和面部碰伤。患者亦可突然发生短暂的全身肌肉痉挛，由于躯干的肌肉痉挛，可致鞠躬样或角弓反张样发作。医学上称这类发作为"痉挛发作"。"点头发作"除见于痉挛发作外，还可见于肌阵挛发作、失张力发作等。

12. 您了解以腹痛为主要表现的癫痫发作吗？

以反复发作性腹痛为主要症状的癫痫发作，多发生于儿童。其发病机制可能是交感神经或间脑性发作。人的大脑靠近底部的位置，有个叫作"视丘下部"的区域，该区域出现电活动异常时，人的内脏感觉或运动功能发生异常，表现为突发性、反复发作性腹痛。现在只是把它作为癫痫发作的一个症状，不当成单独的发作类型。2001年，国际上取消了"腹型癫痫"的诊断。

以腹痛为主要表现的癫痫有如下特点：腹痛呈周期性反复发作，持续数分钟，突然发作、突然终止。疼痛多在肚脐周围，也有涉及上腹部者，患者常常伴有恶心、呕吐、腹泻等症状。不发作时腹部没有任何症状和体征。

发作过程中患者可出现嗜睡、腹部或肢体肌肉抽动等表现。检查时腹部没有器质性的病变，发作时脑电图检查有癫痫样异常改变；抗癫痫治疗有效，患者家族中有癫痫发作病史等有助于诊断。

13. 什么是癫痫性精神障碍？

癫痫患者伴发的精神障碍可以发生在癫痫发作前、发作时和发作后，亦可在发作间歇期内，呈现持续性的精神障碍。

癫痫发作前，有的患者可表现出全身不适、易激惹、烦躁不安、抑郁、心境恶劣、常挑剔或抱怨他人等；亦可表现为短暂的各种异常体验，如各种简单到复杂的幻视、视物变形、躯体感觉性错觉和幻觉，继而有癫痫发作，故又称为精神性先兆。

癫痫全面强直-阵挛发作后，患者常意识模糊，存在定向障碍。有时出现情感爆发，如惊恐、易怒以及狂暴行为（躁动、攻击、破坏等），称为发作后朦胧状态。

少数癫痫患者在反复发作多年后，在意识清醒的情况下，出现联想障碍、强迫性思维、被害妄想和幻听等类似偏执型精神分裂症的症状。此时患者的癫痫发作多已减少或停止，但精神症状可持续数月或数年之久。

部分癫痫患者长期发作，逐渐发生性格改变，表现为思维黏滞和情感爆发的特点。患者以自我为中心、好争论、拘泥于琐事、思维转换困难、缺乏创造性、病理性赘述等。情感爆发时冲动好斗，自伤或伤人而不能自制。

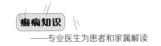

14. 为什么癫痫性精神障碍需要做脑电图检查?

患者既往有癫痫发作史,精神症状呈发作性,每次发作的表现基本雷同,并伴有不同程度的意识障碍等情况,对癫痫性精神障碍的诊断有重要参考价值。对病程持续较久而症状不典型者,则需多次重复脑电图检查加以确诊,必要时给予抗癫痫药物进行诊断性治疗。如精神症状及脑电图在用药后均有改善,可作为诊断的重要依据。诊断时还应区别精神障碍是属于癫痫发作前的先兆症状或是发作后的朦胧状态,这对治疗有重要价值。

15. 癫痫的局灶性发作有哪些特征?

癫痫的局灶性发作可以表现为身体某一部分的节律性抽动,或局部感觉异常,持续数秒,患者意识可以清楚。若有癫痫放电扩展,可延致半身或全身发作,伴随意识障碍。有的患者仅仅表现为意识模糊、发呆,并无抽搐或自身感觉异常。有时发作仅有患者自己知道,表现为头脑一片空白,类似看电影"断片"的感觉,旁观者观察不到任何症状,往往容易造成漏诊。

16. 癫痫发作为什么会对脑部造成损害?

癫痫发作对人体的损害是多方面的,其中脑部损伤是最重要的一方面。癫痫发作时患者出现呼吸暂停,导致脑细胞缺氧,发生脑水肿则进一步加重对脑细胞的损伤。发作时间短时,损伤小一点;发作时间长,损伤比较大。多次长时间的发作,可引起癫痫患者的智力下降、记忆障碍,甚至使患者性格发生改变。

17. 癫痫发作患者会突然死亡吗?

这个问题可分为两个方面回答。

（1）癫痫发作过程中突然死亡。临床观察表明，多数患者癫痫发作持续的时间很短，持续数秒到数分钟，不需要特殊处理可以自然恢复，不会对生命构成威胁，除非是发作中遭受意外（溺水、坠落、车祸、烧伤、窒息等）。如果癫痫发作持续10分钟以上，可以导致大脑缺氧；如果持续30分钟以上，脑细胞因缺氧严重受损，甚至可引起全身器官衰竭而死亡。遇到上述情况时，及时将患者送往医院救治，方可避免此类不幸。

（2）癫痫患者"不明原因突然死亡"（癫痫猝死，sudden unexpected death of epilepsy，SUDEP）。SUDEP是指癫痫患者发生突然的、意料之外的、目击或无目击的、非外伤性及非溺死性的死亡，且该死亡存在或不存在癫痫性发作的证据，并排除有记录的癫痫持续状态。癫痫猝死被认为是导致癫痫患者高死亡率的一个原因。我国关于这方面的研究很少。在严重慢性活动性癫痫患者中，癫痫猝死的危险性每年高达1%，癫痫患者猝死的概率至少比普通人群高20倍。SUDEP的危险因素：青年男性（20～40岁）；频繁的全面强直—阵挛发作、夜间发作；抗癫痫药物剂量不足，发作未能控制，多药联合治疗；发病早、慢性难治性癫痫；睡眠缺乏、精神压力大；脑发育迟滞、精神疾病；遗传易感性；药物撤退，发热；酒精或滥用药品；Dravet综合征等。

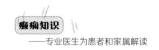

18. 癫痫持续状态有危险吗？后果如何？

癫痫全面强直—阵挛发作持续状态属于临床上的急危重症，当患者出现该状态，说明病情已经非常严重，会给患者带来很大的伤害。若不及时治疗，反复抽搐、高热、循环衰竭以及神经元兴奋性毒性损伤可导致不可逆的脑损伤，使癫痫患者的伤残率和病死率明显增高。有关资料显示，患者在癫痫持续状态下，即使积极抢救，病死率仍高达3%以上；癫痫持续状态引起的智力低下、残疾和更严重的神经系统后遗症的发生率高达9%～20%。

19. 引起癫痫持续状态的最主要原因是什么？

研究结果表明，癫痫持续状态的发生与用药有密切的关系。

（1）用药不当。由于对癫痫不了解或存在恐惧心理，很多患者在自己未完全清楚理解病因的情况下，道听途说或者想当然地对号入座，随便用药；也有的患者因为自己的症状与某些描述类似而听信偏方，迷信一些不切实的广告药物。这两种做法都是十分不可取的。

（2）突然停药或随意换药。无论是特发性癫痫还是症状性癫痫，如果在治疗过程中突然停药或随意换药，都易导致癫痫持续状态的发生。在发生癫痫持续状态的患者中，部分是由于突然中断或随意更换药物而引起的。究其原因，主要是患者或家属对癫痫的性质和使用抗癫痫药物的知识了解不够，觉得病情好点了，就可以停药了。

（3）恐惧抗癫痫药物产生的不良反应，或者已经感觉到某些不良反应了，或身体出现其他的问题，患者擅自决定改变服药方法或随意减少用量，也将导致癫痫持续状态的发生。

因此，在癫痫治疗过程中，患者应及时与医生沟通，主动配合医生的治疗，谨遵医嘱用药，不要自作主张用药，以免延误或加重病情，或引起癫痫持续状态。

20. 癫痫持续状态的病因有哪些？

脑部感染（脑炎或脑膜炎）容易造成癫痫持续状态，其他如肺炎、细菌性痢疾、泌尿系统感染、败血症（脓毒症）等严重的感染也可能造成脓毒症性脑病，导致癫痫持续状态的发生；脑肿瘤、脑外伤、脑血管病、药物中毒、食物中毒、酗酒、过度劳累、妊娠、分娩等，都是引起癫痫持续状态的常见原因；水、电解质紊乱及先天代谢异常等，也是常见的原因。

21. 癫痫持续状态的现场处置是怎样的？

癫痫持续状态是一种临床急危重症。家属一旦发现患者出现癫痫持续状态，要迅速拨打"120"联系急救医生，尽快将患者送医院抢救，使患者在最短时间内终止癫痫持续状态。癫痫持续状态下，患者常伴有缺氧、脑水肿、感染、高热等，应注意保持呼吸道通畅，避免吸入异物，消除促发因素。身边有氧气时，可给患者吸氧，防止脱水、避免窒息。癫痫持续状态的医疗处置非常复杂和专业化，必须由专科医生在医院完成。

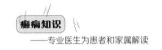

22. 如何理解癫痫发作的反复性?

癫痫发作不仅具有复杂性,更具有反复性。癫痫发作的反复性是指癫痫第一次发作后,间隔一段时间后患者会发生第二次、第三次或更多次的发作,其反复发作有不可预测的周期性。只有坚持规范的抗癫痫药物治疗,才有可能避免癫痫的反复发作。

23. 引起癫痫病情反复的原因有哪些?

多年的临床观察发现,许多癫痫患者的复发,几乎都与没有进行规范的诊治有关。有不少患者开始治疗时效果明显,一旦有了疗效,有段时间不发作了,就大意起来,自行停止治疗,这是最容易导致病情反复的原因。其实,短时间不发作,是药物控制的结果,并不意味着大脑神经元功能完全恢复正常,更不是病症完全消除了。如果此时盲目停止治疗,发作症状就会再一次出现,甚至比以前还要严重,进入恶性循环,变成难治性癫痫。

患者和家属一定要有这样的认识:癫痫是一种病程相对较长、治疗难度相对较大的疾病,发作得到控制后,仍需要较长时间的维持治疗。

24. 如何调整癫痫复发造成的心理障碍?

由于对癫痫发作的恐惧,患者本身有很大的心理压力,精神承受能力也较差。同时,生病、身体素质差、生活中的不良因素刺激和治疗不规范等,易导致癫痫的复发。癫痫的复发对患者的身心健康会带来很大的伤害。

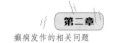

　　癫痫患者和家属要提高对癫痫的认识，加强学习防治癫痫的相关常识。家属要多与专科医生沟通，帮助患者正确对待疾病，在心理层面上进行治疗，耐心细致地解决患者面临的具体问题，在行为上更要多鼓励、多支持。一个良好的心理环境和温馨的生活环境，同样可以减少患者癫痫的复发。

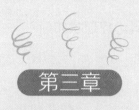

第三章

癫痫外科治疗

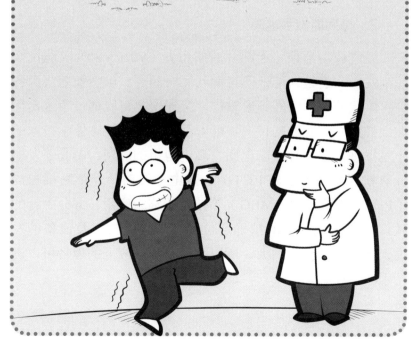

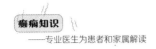

1. 我国癫痫外科治疗现状如何？

我国约有900万癫痫患者，其中活动性癫痫（近5年内有发作）患者约600万，20%～30%的患者因药物控制不良，而需要外科治疗（手术治疗）。依此估算，我国约有100万以上的癫痫患者需要进行手术。但是，每年仅有4000例左右的患者进行外科治疗。造成这一现象的原因是多方面的，随着患者认识程度的提高、诊断和治疗技术的发展，我国癫痫外科治疗会取得更大的进步，使更多的癫痫患者通过手术治疗获益。

2. 癫痫能做手术吗？

经过药物治疗，大部分癫痫患者（70%～80%）能良好控制发作。但是，部分患者症状比较顽固，虽然长期服用各种抗癫痫药物，仍然频繁发作。上述情况可以通过手术治疗达到控制癫痫发作的目的。随着脑电图和神经影像学技术的飞速发展，包括视频脑电图、颅内电极的应用，单光子发射计算机断层成像（SPECT）、正电子发射计算机断层扫描（PET）和脑磁图（MEG）等技术的临床应用，部分患者的致痫灶可实现术前的精确定位。加上手术技术及设备的发展，手术成功机会增大，所以，有手术适应证的患者可以进行手术治疗。

3. 癫痫病灶切除手术的开展需要具备什么条件？

癫痫病灶切除手术的开展必须具备以下特定的条件：致痫灶必须十分明确；要切除的病灶应该是局限的；切除这个病灶后不会留下严重的合并症；药物难治性癫痫。因为手术毕竟有一定的风险，因此选择手术治疗必须结合患者病情具体分析谨慎选择。

4. 致痫灶的定位有哪些主要检查手段？

（1）电生理检查：全面多层次的电生理检查是目前最重要的诊断、定位技术。

（2）磁共振（MRI）或计算机体层摄影（CT）：通过了解大脑解剖结构的形态来分析病灶，是目前空间分辨率最高的检查手段。

（3）正电子发射计算机断层扫描（PET）：为脑功能检测的重要手段，通过分析脑组织的新陈代谢来分析大脑功能的变化，为"致痫灶"的定位提供有力的指导和证据。

（4）单光子发射计算机断层扫描（SPECT）：成像结果反映大脑血流灌注状况，可在患者不同状态下（发作期或非发作期）成像，提供脑的功能状况信息，指导"致痫灶"定位。

（5）脑磁图（MEG）：癫痫发作的根源是过度放电，电场又可产生磁场，脑磁图通过采集磁场信号并进行计算机处理，完成"致痫灶"定位。

（6）症状与体征：患者的症状与体征是不可忽视的重要定位依据。详细的病史询问和细致的体格检查以及神经心理方面的全面评估，不仅在诊断、治疗中具有重要意义，同时

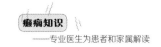

还在患者的手术定位、生活质量、社会关系、精神心理发展等方面具有重要价值。

5. 为什么定位致痫灶需要综合多种检查手段？

"致痫灶"的定位在癫痫的诊断和治疗中非常重要，目前还没有单独一种检查手段能提供唯一可靠的定位信息。

确定致痫灶的主要依据：患者发作过程中的临床表现、解剖结构的检查（如CT、MRI等）、电生理检查（脑电图及脑磁图）、核医学检查（如SPECT、PET等）。医生要根据患者的癫痫发作类型以及经济承受能力，合理选择检查手段。

一般来说，如果多种检查都提示相同的定位信息，结果将更为可靠，其中又以电生理检查结果占主要地位。

6. 为什么临床上要采用癫痫多学科联合会诊？

癫痫的诊断与治疗是一个复杂的、系统的过程。由于癫痫是发作性疾病，病因、病理至今还不甚清楚。医生在诊治过程中不仅要详细了解患者的整个发病过程，而且要结合各种检查方法对致痫灶进行准确定位，进行合理治疗。这样就涉及神经内科、神经外科、儿科、神经电生理科、影像科、药剂科、神经精神科医生和社会工作者等多个临床科室。同时，还需要多个检查科室，如脑电图、脑磁图、CT、MRI、SPECT、PET等科室技术人员的协助诊断。这样对癫痫的诊治就比较科学、规范。

目前，癫痫的诊治讲究"规范诊断、规范检查、规范用药、规范治疗"，其中药物治疗在临床上仍然相当重要。通

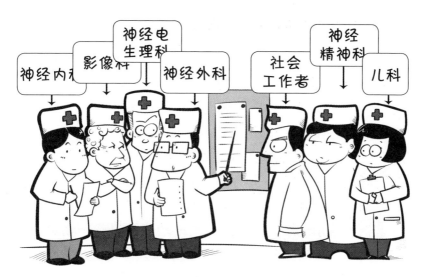

过近几年的探索，经过先进仪器精确定位致痫灶后，再用外科手术准确施治，术后辅以规范药物治疗，有定位准、疗效好等优点，越来越被医生和广大患者所接受，这是多学科联合会诊的结果，也是今后癫痫治疗的发展趋势。

7. 什么是癫痫的手术治疗？

手术治疗癫痫的目的在于抑制或破坏异常放电的"致痫灶"和传导这种电活动的神经通路。采用手术的办法干预这些结构的功能，可以增强脑部抗癫痫的能力，使癫痫发作停止或减少，能起到补充药物治疗不足和提高疗效的作用。

近年来，由于外科手术技术的进步和手术器械的更新，许多药物难治性癫痫可以通过手术进行治疗。手术治疗癫痫的关键是要明确合适的手术对象，避开手术禁忌证，这是获得良好治疗效果的保证。

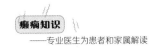

8. 哪些癫痫患者适合手术治疗？

药物治疗是癫痫患者首选的治疗方法。难以用药物控制的难治性癫痫患者可考虑手术治疗，但手术治疗有严格的手术指征，需要确定脑内有明确而稳定的"致痫灶"。

脑部有病理改变时是否需要进行手术治疗，要看三个客观因素：一是脑内病变的性质和部位，如颞叶内侧型癫痫、灰质异位症等应及早采取手术治疗；二是是否为脑内器质性病变造成的症状性癫痫，如脑肿瘤、寄生虫病等，只要不在功能部位，切除后不影响其他重要功能的也应早期进行手术治疗；三是患者经过长期的药物治疗效果不明显，病情严重影响工作、生活质量，且致痫病灶明显时，应寻求手术治疗。

难治性癫痫患者，如果经过长时间的抗癫痫药物系统治疗后，癫痫仍频繁发作，或者患者服用的药物浓度很高，已给患者带来比较严重的不良反应，甚至影响患者的日常工作和生活时，也应考虑手术治疗；有的癫痫患者仅在夜间发作，对日常工作和生活影响不大，可以考虑先不做手术；癫痫发作程度加重，造成患者行为障碍和智力异常时，早期手术可减少癫痫对患者脑功能的损害；对年龄小于7岁的患难治性癫痫的孩子，因经常性的癫痫发作易对其正常的脑发育产生负面影响，权衡癫痫负面影响和手术所造成的神经功能障碍，可慎重地选择手术治疗。

当然，在脑部进行手术风险比较大，某些部位的手术可能会造成患者出现偏瘫、偏盲、失语等术后并发症。是否采用手术治疗必需严格遵守手术适应证和手术指征。且最终是否选择手术治疗，应充分取得患者和家属的理解。

在下列情况下，患者应征求专科医生的意见考虑是否采用手术治疗：

（1）药物难治性癫痫：合理使用2或3种一线抗癫痫药物，经过2年以上正规治疗，仍不能控制癫痫发作，每月发作1次以上，影响患者的日常工作和生活。

（2）症状性癫痫：应用现代神经影像学技术和电生理监测技术，能明确引起癫痫发作的"责任病变"（致痫灶）。这些病变可以是先天性的，也可以是后天获得性的单个病灶或多个病灶。

（3）特殊类型的癫痫综合征：如内侧颞叶癫痫、有明确病灶的新皮质癫痫以及婴幼儿期适合半球切除的癫痫类型，例如偏侧抽搐-偏瘫综合征、单侧弥漫性皮质发育不良、Sturge-weber综合征和Rasmussen脑炎等。频繁的发作间歇期和发作期的癫痫放电将明显影响发育中的中枢神经系统，再加上发育期的脑组织有很大的可塑性，积极的手术治疗不仅可减轻或控制癫痫发作，还可降低患者远期的神经功能障碍。

9. 哪些癫痫患者不适合手术治疗？

有些情况的癫痫不适合手术治疗，比如，癫痫患者患慢性精神病或智商低于60，被认为是手术的相对禁忌证。但"智商低于60"并不完全适用于新生儿和婴幼儿，因为新生儿和婴幼儿在切除致痫灶之后，原来被抑制的脑功能可能得以恢复，低智商或者能够得到提高。一些患者有多个致痫灶，也不适合手术；对于有明显精神症状者，如患有抑郁

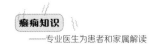
症、精神分裂症等的患者，不宜考虑手术。

10. 癫痫外科手术治疗后需要注意哪些问题？

癫痫外科手术成功的关键在于对致痫灶的准确定位。所以，手术前需要做相应的检查，对病灶进行定位。常用的术前定位检查包括脑电图和影像学检查等。患者和家属要注意的是切忌术后马上停药。因为即使是致痫灶完全切除了，由于长期受致痫灶的影响，其手术区周围残余脑组织仍然有异常放电发生，从而导致癫痫发作。所以，患者术后应继续服用抗癫痫药物，抑制手术区周围残余脑组织的异常放电，使其功能逐步恢复正常。患者术后一般仍需服用抗癫痫药物2～3年。若无癫痫发作，脑电图正常后，方可在医生指导下逐步减少药物用量直至停用。这样，才可以达到控制癫痫的目的。

11. 手术治疗可以根治癫痫吗？

癫痫患者手术前都想了解手术的成功率或治愈率到底如何。患者都希望癫痫手术后不吃药也不发作。

目前，在癫痫手术结果的分类中，没有人提出治愈率的概念，原因是癫痫分类复杂，种类繁多，不同类型的癫痫，手术效果差异很大，即使为同一类型癫痫，病因不同，预后差别也很大。所以很难用"治愈率""根治"等概念去量化。但如果能够精确定位致痫灶，70%左右的患者手术后癫痫发作可以完全停止。

12. 癫痫患者的手术时机?

对癫痫的手术时机,一般认为:

(1)药物难治性癫痫患者,在正规应用抗癫痫药物治疗2年后癫痫发作不能控制,应该考虑做手术综合评估,了解有无手术指征。

(2)脑内有占位病变伴癫痫的患者,如患有低级别的胶质瘤或海绵状血管瘤,是手术的绝对适应证,应提早手术。特别是一些小的、局灶性的,但是高度致痫的病变,手术后效果可能更好。

(3)对于婴幼儿和儿童患者,特别是顽固性癫痫影响脑的发育及可能致残的,如果有手术适应证,应提早手术且越早越好。

13. 哪些患者手术效果不佳?

有下列情况的癫痫患者,手术后可能效果不佳:

(1)双侧颞叶癫痫:对颞叶癫痫手术患者的回顾性研究发现,对双侧颞叶都能单独记录到发作的癫痫患者,其手术后发作控制的效果不佳。这些患者的认知及记忆功能较单侧病变的患者受损更严重,且可表现出更多的人格障碍。

(2)多灶性癫痫:源自非相邻区域的多灶性癫痫,无论病变是否在同侧大脑半球,通常手术后效果不佳。

(3)存在双重病理类型:双重病理类型可以认为是多灶性癫痫的另一种表现形式。存在双重病理类型的患者约占所有部分性癫痫患者的15%。存在双重病理类型时,其手术策略为将两种病理结构均予以切除,而手术切除也可分期进行。

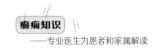

（4）MRI结果阴性的部分性癫痫，手术后可能效果不佳。

14. 如果癫痫患者考虑手术，需要做哪些检查？

如果癫痫患者考虑手术，就要明确定位致痫灶，除专科医生详细询问病史及体格检查外，患者必须做的辅助检查如下：

（1）脑电图（EEG）：主要是长程视频脑电图，包括常规头皮脑电图和颅内电极脑电图，包括发作间期和发作期脑电图，是诊断癫痫的重要手段，有助于诊断癫痫发作和癫痫的分类及致痫灶的定位。

（2）头颅CT及磁共振：这两个检查用于发现脑结构是否存在异常，而致痫灶往往和脑结构异常相关。约20%的患者发现不了明确病变。

其他可能需要做的辅助检查有：

（1）功能性磁共振（fMRI）——发现功能区与致痫灶的关系。

（2）磁共振波谱（MRS）——是评价颞叶、海马硬化较敏感的检查指标。

（3）单光子发射计算机断层扫描（SPECT）。

（4）正电子发射计算机断层扫描（PET）。

（5）脑磁图（MEG）。

15. 临床症状对定位致痫灶有帮助吗？

癫痫发作的症状学分析是定位脑内致痫灶的基础，在癫痫手术的术前评估中占有重要地位。

例如，局部运动症状起始的癫痫发作定位于症状对侧的额中央前回附近，视觉先兆往往起源于枕叶皮质，体表感觉性先兆往往起源于顶叶，听觉先兆定位于外侧颞叶皮质，而精神与体验性的先兆定位于颞叶内侧结构。

2001年国际抗癫痫联盟（ILAE）提出了依据发作症状进行新的发作分类的建议，它体现了发作症状和解剖结构之间的联系，例如，不对称强直发作、过度运动性发作常定位于额叶皮质等。

16. 为什么有些癫痫患者需要做两次手术？

对于药物难治性癫痫，30%～50%的患者可以通过外科手术使发作彻底消失或得到有效的控制；60%～70%可以通过常规手术前评估，即癫痫发作录像、发作期及发作间期头皮脑电图、磁共振成像（MRI）检查以及功能性影像学检查、头PET、SPECT检查等，得到较为肯定的关于致痫灶的定位信息，再通过手术治疗就可以获得满意的效果。但如果通过上述评估，仍不能确定致痫灶的部位或侧别，就需要行颅内电极埋置术进一步确定致痫灶，也就是所说的第二次手术。

17. 癫痫手术治疗有哪些风险？

通常的癫痫手术治疗是指通过开颅手术直接切除致痫灶或阻断传导通路的方法。这种方法近年来得到了较快的发展，采取手术治疗的患者数逐年上升，新的手术方式不断推出，有效率、治愈率有逐年增高的趋势。但是任何手术都有一定的风险，癫痫手术也不例外。

（1）麻醉的危险性：对麻醉药物过敏、休克、伴发急性心肌梗死或心律不齐、心功能衰竭、肺水肿、急性脑中风等。

（2）手术的危险性：

出血与术后血肿：手术可能会导致硬膜外、硬膜下及脑出血等。即便是手术过程中止血非常仔细彻底，但是原致痫区切除后仍可能并发手术后出血。一般出血量不大，不会对患者造成危害。但如果手术后出血量较大、形成血肿，需要再次手术清除血肿。

脑水肿：手术中、手术后的多种原因都可能造成脑水肿，脑部肿瘤导致癫痫发作的患者这种症状最为明显。若是患者出现脑水肿的表现，医生会给予降脑压药物控制，严重时，可能需行紧急减压手术。

感染：任何手术一旦有了切口，就会有切口感染的可能。糖尿病、肥胖及合并其他内科疾病的患者较易发生切口感染。

神经功能障碍：不同类型的癫痫，手术后可能出现不同程度的相应脑功能区的神经功能障碍，通常为暂时性的，只要能够及时发现、及时治疗，多数患者都可以恢复。

癫痫手术后发作：并非癫痫患者进行了手术，从此就不会再发作了。不同类型的癫痫，手术效果不同，多种情况都可能造成致痫灶不能切除完全，术后还可能有发作。一旦复发，要重新进行正规的药物治疗，如果效果不佳也可以考虑再次评估和手术。

手术存在风险，但是患者也不用过分担心这些风险，只要去正规的医院接受规范、科学的治疗，这些风险就会大大降低。

18. 癫痫手术后，还需要继续口服药物吗？

癫痫手术后，仍需服用抗癫痫药物。抗癫痫药物依然是控制发作的最重要的治疗手段。应用抗癫痫药物对控制发作、巩固手术疗效、修复和重建神经网络具有重要作用。手术后仍有20%～60%的患者有发作，通过应用抗癫痫药物，64%～70%的患者可达到无发作。

应注意的是，手术后用药与手术前用药的原则有所不同。2010年，国际抗癫痫联盟发表了癫痫手术治疗后抗癫痫药物应用指南，中国抗癫痫协会根据国内临床实践，也提出了用药共识，提供了一个便利的、可操作性强、有循证医学证据支持的规范化用药策略。

19. 癫痫的手术方式都有哪些？

（一）切除性手术

切除性手术是开展最多也是最成熟的癫痫外科手术。实施切除性手术的前提是明确定位致痫灶和功能区，且致痫区比较局限、位于非重要功能区之外。手术目的是达到临床发作的完全缓解。

1. 颞叶癫痫

（1）颞叶切除术：该手术是一种治疗颞叶癫痫的经典、常用手术方式。

（2）选择性杏仁核—海马切除术：该手术适用于单纯内侧型颞叶癫痫。

2. 新皮质癫痫

（1）新皮质切除术：该手术是治疗局限性癫痫最古老、也是目前最主要的方法之一。它适合局灶性、非先天性病变导致的部分性癫痫。在准确定位致痫区的基础上，切除致痫灶和致痫区皮层后，可取得满意的手术前效果。

（2）多脑叶切除术：多脑叶切除术多适用于有明显脑结构异常且致痫区弥漫累及多个脑叶的患者。多脑叶切除手术的范围主要取决于引起癫痫发作的病变性质和程度、致痫区的大小以及功能区边界情况。一般来说，在确保功能区未受损伤的情况下，致痫区切除越彻底，手术后再发癫痫的可能性越小。

（3）大脑半球切除手术：如果致痫区弥漫于一侧半球，并且对侧半球功能健全，在证实病变侧半球功能丧失的情况下，可以选择大脑半球切除手术。大脑半球切除的手术方式，主要包括解剖性半球切除术（改良式式）、功能性半球切除术、大脑半球去皮质术以及大脑半球切开术。

（二）功能性手术

功能性手术也称姑息性手术，实施功能性手术的指征是全面性癫痫发作、致痫区位于脑重要功能区或致痫区呈弥漫性或者多灶性。手术目的在于减少或者减轻发作，但并不能完全缓解发作。

1. 阻断神经纤维联系的离断性手术

（1）胼胝体切开术：胼胝体是半球间最主要的联系纤维，切断该纤维可以使存在失张力发作、跌倒发作、全面强直-阵挛性发作等的患者明显受益。根据胼胝体切开的部位和范围，该手术主要包括全部胼胝体切开术、胼胝体前段切开术、胼胝体后段切开术、选择性胼胝体切开术四种方式。

（2）多处软脑膜下横行纤维离断术（MST）：是一种治疗功能区癫痫的外科治疗方法。一般皮质横切的平均深度不超过4 mm；特殊部位如中央后回横切深度不超过2 mm。切割时应按脑回走行方向横切，两次横切之间的距离为5 mm。

（3）低功率电凝热灼术：该手术的基本原理、手术适应证、手术后效果等与MST无明显差异。电凝热灼相对安全、操作简便，但该手术需有特殊双极电凝镊及特殊参数条件，不可贸然行之。该手术长期疗效还有待观察。

2. 调节大脑兴奋、抑制功能的电刺激手术

（1）迷走神经刺激术（VNS）：VNS主要适用于不能开颅或不接受开颅、左侧迷走神经发育健全、临床表现为全面性或局灶性发作的难治性癫痫患者。手术操作相对简单、损伤轻微。手术后2周开始进行刺激参数的调整。开始刺激后患者可能出现声音嘶哑、咽痛、咳嗽、气短、恶心等症状，调整刺激强度后症状改善或消失。迷走神经刺激器较昂贵，疗效有待考证，需要继续观察。选用时需考虑疗效与价格。

（2）其他电刺激手术：目前比较有前景的包括丘脑前核电刺激术、海马电刺激术等。由于临床积累的病例较少，对于其作用机制、最佳刺激部位、刺激参数以及长期疗效等还需进一步探讨。

（三）其他手术方式

（1）立体定向放射外科技术：立体定向放射外科技术包括γ射线、X射线等立体定向放射治疗。对于诊断为内侧型颞叶癫痫的患者，γ射线的放射治疗可以是一种选择，但采用也需慎重。

（2）脑立体定向毁损手术：当致痫区位于脑深部或脑重要结构周围，不宜行开颅手术时，脑立体定向毁损手术可能是较好的选择。其毁损靶点包括杏仁核、海马、胼胝体、丘脑、扣带回、隔核等。该手术的长期疗效有待观察。

20. 癫痫患者手术后复发，可以再次手术吗？

部分癫痫患者手术后复发，可以再次行手术治疗。癫痫再次手术是针对那些药物难治性癫痫外科治疗失败的病例采取的进一步治疗措施。据文献统计结果，癫痫的再次手术率为5.2%~13.7%。它不是简单的二次手术，也不是预先设计好的分阶段手术。相对于初次手术而言，再次手术可以是初次手术的延续，可以是其他的新手术方法，也可以是几种手术方法的联合。再次手术的术前评估应更严密、谨慎。

21. 哪些颞叶癫痫可以考虑手术治疗？疗效如何？

符合下列条件的颞叶癫痫患者，可以考虑手术治疗：

（1）单侧颞叶癫痫，表现为复杂局灶性发作或继发性全面性发作，抗癫痫药治疗无效，病程达2年以上者。

（2）多次脑电图检查，包括特殊电极（蝶骨、鼻咽等）脑电图以及长程脑电图和视频脑电图（VEEG）监测确认致痫灶位于一侧颞叶者。

（3）CT或MRI、fMRI、MRS、SPECT或PET、MEG有局限的阳性发现并与临床表现和脑电图结果一致者。

（4）典型的颞叶内侧癫痫综合征最适宜选择手术治疗。前颞叶切除后，可使80%~90%的患者病情获得显著的改善（癫痫发作消失或癫痫发作频率减少90%以上）。

22. 额叶癫痫有哪些临床表现？手术治疗疗效如何？

额叶癫痫是癫痫中常见的一种类型，也是最复杂且认识最少的癫痫类型。发病率仅次于颞叶癫痫，占癫痫手术的10%~20%。额叶癫痫发作的类型与致痫灶的部位有密切关系。临床主要表现为单纯局灶性发作、复杂局灶性发作以及继发性全面性发作或混合型发作。发作较为频繁，每周或每日可发作数次，常在睡眠时发作。

额叶癫痫外科手术的疗效没有颞叶癫痫好，主要与以下因素有关：①许多病例头皮EEG不能很好的反映致痫灶，特别是额叶内侧或基底部区域的致痫灶，两侧额叶有迅速累及的特征；部分起源于额叶内侧区域的癫痫病例，其EEG或症状很难与全面性癫痫鉴别。②额叶癫痫的致痫区域通常弥散，即使原发病灶切除，手术后周围的致痫灶可能还活跃，癫痫发作很难控制，复发率较高。由于额叶是脑内组织最大的部分，致痫灶呈复杂性分布，颅内电极检测很难完全覆盖额叶皮质，有可能提供错误信息。因此，采用额叶癫痫手术应慎重。

23. 枕叶癫痫有哪些临床表现？

枕叶癫痫是指致痫灶主要位于枕叶而引起的一组癫痫综合征。从文献上看，枕叶癫痫所占比例约为4%。常见的临床表现有：

（1）枕叶本身症状：视觉异常是枕叶癫痫的特征性表现。包括视力模糊、黑矇、闪光以及物体变形等，时间非常短暂，持续数秒钟。随后患者可出现意识障碍、自动症或者

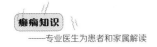

肢体抽搐。

（2）枕叶外症状：枕叶癫痫患者在临床表现中除了出现视觉异常外，还可能出现其他枕叶外的发作期表现。枕叶的异常放电可以有不同的传导方式，沿大脑外侧裂上传导，则出现顶叶或额叶的发作期症状，表现为肢体的强直抽搐；沿大脑外侧裂下传导，则出现颞叶的发作期症状，如伴随自动症的复杂局灶性发作等。

（3）偏转发作：枕叶癫痫患者在临床发作过程中，经常表现为头、眼向一侧偏转，主要是向致痫灶对侧偏转。对于出现偏转发作的患者，要结合其他临床表现综合考虑。

24. 枕叶癫痫可以手术治疗吗？

枕叶癫痫按病因分为特发性和症状性癫痫。过去许多症状性癫痫被诊断为特发性癫痫，随着神经影像学的发展，发现应是症状性癫痫。症状性癫痫的常见原因可分为先天性和后天性，先天性如灰质异位、皮质发育不良，后天性如外伤出血后脑组织萎缩或软化灶形成、脑肿瘤等。症状性枕叶癫痫可以考虑手术治疗，适应证如下：

（1）神经影像检查正常的枕叶癫痫患者，正规应用抗癫痫药治疗2年，仍然不能控制发作，并且每个月伤害性发作一次以上，影响正常生活，特别是总体趋势是逐渐加重时。

（2）对于枕叶有结构异常时，可以考虑进行术前评估，决定是否手术治疗。

（3）患者及家属理解并要求手术。

25. 多大年龄可以考虑手术治疗？

在儿童癫痫患者中，有很多进展性、顽固性的癫痫综合征病例，如婴儿偏瘫-痉挛伴顽固性癫痫综合征、Rasmussen脑炎、婴儿痉挛、Sturge-Weber综合征、Lennox-Gastaut综合征等。这些病例属药物难治性癫痫，药物治疗几周至几个月即可得到验证。因此，只要身体条件允许、可耐受手术者，主张早期手术，且无最小年龄限制。早期手术不仅有利于控制癫痫发作，还可改善患者的脑发育，并有助于神经心理功能的恢复。由于儿童大脑皮质的可塑性远远高于成人（成人几乎不具备），因此，儿童手术后的神经功能障碍恢复要好于成人。

26. 脑膜炎、脑炎遗留的癫痫，可以手术治疗吗？

脑膜炎后出现癫痫的风险约为4%，这和重型头部外伤引起癫痫的风险相似；30岁以前患脑膜炎后癫痫的发病率保持在10%～20%。总的来说，中枢神经系统感染导致晚期癫痫的发病率为1%～5%。急性重症所致的癫痫的发作及遗留的神经系统缺陷，都可以增加这种危险。

脑炎是引起癫痫的原因之一。不同类型的脑炎，引起的癫痫发作类型不同，如果发展成为药物难治性癫痫，可以按照手术评估流程，谨慎考虑手术治疗。

27. 哪些癫痫患者可以考虑大脑半球切除术？

大脑半球切除术是指通过切除患侧大脑半球或使患侧大脑半球失去功能联系，以治疗单侧半球癫痫的手术的总称。

手术适应证如下：

（1）药物难治性癫痫。

（2）对侧偏瘫。多数患者近端肢体活动正常，肌力正常，但远端肢体活动差，肌力减退，不能完成拇指对掌和（或）顿足动作。

（3）频繁癫痫发作。频繁癫痫发作已经影响健侧半球发育，患者出现发育迟缓、认知功能障碍。不过，严重的认知功能障碍者并不是最佳手术适应证。

（4）脑电图检查提示偏瘫对侧半球呈弥漫性损害。EEG检查癫痫样放电始于偏瘫对侧半球，且涉及整个半球而非单一脑叶。

（5）MRI检查提示一侧半球严重损害，对侧半球结构正常；电生理和功能性影像学检查，证实对侧半球功能正常。

（6）患者和（或）监护人有强烈手术愿望，并能理解、接受手术风险和可能发生的并发症。

28. 大脑半球切除术如何选择时机？

手术时机的选择主要取决于癫痫严重程度、疾病自然病程和药物治疗效果。先天大脑畸形导致的顽固性难治性癫痫，早期手术是最佳选择；年龄不是确定手术时机的重要因素，2月龄即可安全实施大脑半球切除手术；出生后2～3年内实施大脑半球切除手术，手术后出现神经功能障碍的风险小，是最理想手术时机。对于年龄小、低体重的患儿，为降低手术风险和并发症，可采取分期手术的方式。对于发病年龄晚的疾病，如大龄儿童的Rasmussen脑炎，手术时机选择存在争议。早期手术能阻止癫痫频繁发作导致的认知、行为恶化，但手术后语言、运动功能缺损的发生率高；如待语言和运动等神经功能完全转移到对侧半球再行手术，手术后神经功能缺损发生率很小，但癫痫频繁发作将导致明显的认知障碍、行为异常。由于年长儿童的语言和运动功能，完全转移到健侧半球的可能性很小，而且越来越多的证据支持顽固、频繁的癫痫发作是导致进行性神经功能障碍和认知功能发育迟缓的主要因素。因此，谨慎的早期手术可使患者获得脑功能正常发育的机会。

29. 大脑半球切除术预后如何？

（1）癫痫发作得到控制。

据文献报道，大脑半球切除手术后60%～90%的患者无发作，各种术式的效果基本相同。

（2）运动功能。

癫痫病程越短、手术时年龄越小者，手术后运动预后越好。其次，手术后运动功能改善与手术前肢体偏瘫程度、癫痫控制情况、手术后时间、病理等关系密切。手术前不全偏瘫者，手术后可能出现暂时性偏瘫加重，部分患者可能丧失手指的精细功能。但是患者最终多能独立行走，上肢近端存在有用功能，且随着癫痫得到控制和运动功能向对侧半球转移，偏瘫将逐渐改善，尤其是手术后第二年改善最明显。

（3）语言功能。

非语言优势侧半球手术后，患者很少发生语言障碍。语言优势侧半球手术后，语言障碍取决于语言功能是否转移到对侧半球。病损发生时患者年龄越小者，语言转移到对侧半球可能性越大，手术后出现语言障碍的可能越小。对于患

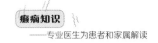

Rasmussen脑炎、手术前语言功能正常者，手术后将出现严重语言障碍，且部分患者很难恢复到手术前的语言水平。

（4）认知行为。

总体上，癫痫病程短，手术前发育好、认知损害轻、年龄小的患者，手术后认知改善明显。行为方面，脾气暴躁、注意不集中、攻击性等异常行为，手术后多能得到改善或消失。

30. 外伤性癫痫可以考虑手术治疗吗？

外伤性癫痫目前在世界范围内仍然是颅脑外伤最严重的并发症之一。头部外伤患者发生癫痫的危险性比正常人高3倍以上，常为引起癫痫的主要原因之一，占癫痫人数的10%。一旦发生癫痫，不管用药与否，多数患者往往持续10多年，并有相当一部分患者存在耐药，成为难治性癫痫的主要类型，应采用手术治疗。外伤性癫痫同其他疾病所引发的癫痫一样，仅仅是中枢神经系统功能障碍的症状之一，而不是一个独立的疾病。对于外伤后有癫痫发作的患者，应按抗癫痫的治疗原则进行，药物不能控制者可以谨慎考虑手术治疗。

31. 胼胝体切开术能治疗哪些类型的癫痫？

多年的基础和临床实践已经证明，胼胝体切开术（corpus callosotomy）能降低癫痫发作的频率及严重程度，是治疗难治性癫痫的一种有效外科手段。

胼胝体切开术只是一种姑息性治疗而非治愈性手术，当致痫灶可以进行局部切除时，选择胼胝体切开手术是不妥当的。但当致痫灶不可切除，或致痫灶广泛或多发时，则可以考虑行胼胝体切开术。有以下情况者可以考虑行胼胝体切开术。

（1）顽固性癫痫，病程在3～4年以上，经内科系统药物治疗效果欠佳者。

（2）全身性癫痫发作，尤其是失张力性、强直和强直-阵挛性癫痫发作。

（3）多灶性癫痫或不能切除的致痫灶所引起的癫痫。

（4）发作间期脑电图表现为弥漫性、多灶性棘波或慢波，以及引起双侧同步放电的局灶性棘波，伴有正常或异常背景波的广泛棘波；发作期脑电图检查表现为单侧起源，快速引发弥漫性和双侧同步放电者。

（5）适合进行胼胝体切开术治疗的癫痫或癫痫综合征如下：①伴有顽固性癫痫发作的婴儿偏瘫。②进展性癫痫性偏瘫性脑炎（Rasmussen综合征）。③单侧半球巨脑症（unilateral hemimegalencephaly）。④脑皮质发育不良（cortical dysgenesis）。⑤婴儿偏瘫侧手指功能未完全丧失者（Forme-Fruste综合征）。⑥Lennox-Gastaut综合征。⑦Sturge-Weber综合征等。

32. 癫痫手术需要全身麻醉吗？

癫痫手术的麻醉可采用局部麻醉，静脉镇静（镇痛）和全身麻醉。

局部麻醉适用于手术时间较短，配合能力好的成人。患者在手术中保持清醒、警觉和合作能力，能配合脑电描记、脑电刺激及手术中记忆、语言等生理监测。整个手术过程中，尤其是在手术可能侵及功能区时，术者要与患者保持密

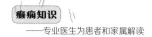

切的视觉和语言联系。如患者突然失语，提示手术可能损伤语言中枢。

全身麻醉的优点是患者舒适，气道有保护，可控制颅内压，为手术创造有利条件，也可在手术中唤醒患者，观察患者的感觉、运动功能。

33. 迷走神经刺激术适合治疗哪些癫痫？

在药物难治性癫痫病例中，相当一部分患者的致痫灶部位不能确定，或者存在多个致痫灶，从而导致无法进行切除性手术。近年来发现，迷走神经刺激术（vagus nerve stimulation，VNS）无需对致痫灶进行精确定位，通过刺激迷走神经可以使部分顽固性癫痫的患者发作次数减少，很少一部分患者甚至可以完全控制发作。这为不能进行切除手术或切除手术后再发的顽固性癫痫患者开辟了新的治疗途径。

目前公认的VNS的适应证：①局灶性发作、有或无继发性全身发作；②应用抗癫痫药物进行正规治疗，但未能有效控制病情；③多发病灶或病灶定位不确定；④患者年龄在12～60岁。

与切除性手术相比，VNS是一种辅助性的治疗癫痫的方法，是药物治疗和传统手术治疗的补充。虽然，少部分患者应用VNS治疗后癫痫发作完全停止，但对大部分患者来讲，该方法主要是减少癫痫发作的频率和严重程度。VNS也可用于手术治疗失败的癫痫病例。

虽然VNS问世已有二十余年，应用愈来愈广泛，但是VNS也面临一系列问题，如价格昂贵，对部分患者无效，对症状性癫痫疗效不肯定等。

34. 癫痫手术有禁忌证吗?

癫痫手术的禁忌证如下:

(1)进行性神经系统疾病(如恶性肿瘤、多发性硬化、脑血管炎)及严重的内科疾病。

(2)有精神疾病者。

(3)智商(IQ)小于或等于60者属相对禁忌证,应根据具体病例而定。

总之,癫痫手术治疗要根据个体的情况进行决策。

35. 癫痫手术的术前评估有哪些流程?

癫痫患者的手术治疗,在明确诊断后,确立致痫灶的部位是至关重要的,这决定了是否采用手术或采用何种手术方式。目前,国内外学者一致认为,手术前应完成综合性的检查诊断程序。目前最常用和较好的方法是分期综合评估确定致痫灶在何处。

(一)初期评估——非侵袭性检查

(1)临床评估:细致、反复听取患者及其家属或直接观察患者癫痫发作的症状。分析发作间期和发作期症状,建立诊断和癫痫的分类,询问患者的既往史、药物史、个人史,围生期是否存在癫痫的危险因素,并对患者进行神经系统检查和视野检查。

(2)手术前EEG评估:①头皮EEG。②蝶骨电极和鼻咽电极EEG。③眶顶电极EEG(疑存在额叶病灶时)。④视频EEG监测(在监测脑电图时,可以同步观察患者的行为变化,判断发作类型,确定致痫灶)。

（3）神经心理学评估：进行神经心理学评价时常规进行以下几种测验：①韦氏智力测验（WAIS）；②H-R（Halstead-Reitan）成套试验；③临床记忆量表评测。

（4）CT和MRI检查。

（5）SPECT和PET检查。

（6）MEG（脑磁图）检查。

（7）多学科讨论会是要求多学科专家参加的讨论会，包括癫痫内科（儿科）医生、癫痫外科医生、神经放射学专家和神经心理学专家，其共同研究患者的临床、神经影像学和电生理资料等，做出外科手术治疗的决定。

（二）第二期评估——侵袭性检查

如果通过初期评估，仍不能明确致痫灶的位置，则需要进一步行有创检查，如颅内电极监测等，进行二期评估。

36. 致痫灶位于功能区，可以考虑手术治疗吗？

目前，对于致痫灶涉及脑功能区，药物治疗效果不佳的难治性癫痫患者，需要慎重考虑外科手术治疗。可以选择的手术方式：致痫灶切除术、多处软脑膜下横纤维切断术及低功率电凝热灼术。手术中既要广泛地切除致痫灶，以达到控制癫痫发作的目的，又要保留必要的功能区，以避免或减少手术后出现功能缺失。

37. 颅内蛛网膜囊肿可以引起癫痫吗？

颅内蛛网膜囊肿（arachnoid cysts，ACs）是脑脊液样的液体被包裹在蛛网膜内所形成的袋状结构，是一种可能与癫痫发作相联系的良性占位病变。蛛网膜囊肿约占颅内占位病变的0.4%～3%，可发生于各种年龄，其中以婴幼儿和儿童多见，男女比例约为2.5：1。儿童外侧裂囊肿，男性的发病率是女性的7倍。

蛛网膜囊肿有先天性和继发性两类，癫痫患者，特别是难治性癫痫的患者，其发病常认为与蛛网膜囊肿有关，但也有学者提出两者间并无一定的因果关系。

大脑外侧裂及凸面蛛网膜囊肿可以形成局部压迫，可产生癫痫、轻度运动及感觉障碍；囊肿压迫颞叶和海马，表现为复杂局灶性发作和全身性发作；压迫额叶多为全身性发作；压迫顶叶表现为简单局灶性发作；枕大池囊肿伴有枕叶癫痫也不罕见。

38. 颅内蛛网膜囊肿引起的癫痫可以手术治疗吗？

对于伴有癫痫发作的颅内蛛网膜囊肿患者，普遍认为应以癫痫治疗为主，把控制癫痫发作作为治疗的关键：较小的囊肿首选抗癫痫药物进行控制；如囊肿引起占位效应，阻碍脑发育和邻近的脑功能区，出现癫痫反复发作、局灶性神经功能损害、明显颅内压增高等情况，则应考虑手术治疗。

39. 脑寄生虫病可以引起癫痫吗？

脑寄生虫是人体寄生虫的一部分。侵犯中枢神经系统的寄生虫以钩绦虫、细粒棘球绦虫、肺吸虫和日本血吸虫最常见。它们的幼虫或成虫侵入脑内，可引起脑囊虫病、脑棘球蚴病、脑肺吸虫病和脑血吸虫病。

脑寄生虫病大多可引起癫痫：脑囊虫病患者癫痫的发生率为60%～80%，且43%～76%的患者以癫痫作为首发或早期症状，约30%的患者癫痫发作是其唯一症状。在某些地区，脑囊虫甚至是导致成人癫痫发作的主要原因，约占50%。脑型血吸虫病临床上癫痫发作较多见，占80%以上，有的患者癫痫发作为唯一症状。50%的脑棘球蚴病患者出现频繁的癫痫发作。80%的脑型肺吸虫病患者有癫痫发作。

40. 脑寄生虫病引起的癫痫可以通过手术治疗吗？

抗寄生虫药物治疗是脑寄生虫病的主要治疗方法。当脑寄生虫引起难治性癫痫或形成占位性病变，造成脑脊液循环障碍、颅内压增高，患者有生命危险时，进行神经外科手术就成了不可或缺的治疗手段。

手术治疗颅内寄生虫病引起的癫痫，也应遵循癫痫外科的手术原则。在全面术前评估的指导下，结合术中脑电监测，切除包括脑寄生虫病灶及组织学上异常脑组织在内的整个致痫灶，才有可能获得治疗癫痫的最佳疗效。

41. 癫痫手术需多少费用？

癫痫的手术费用是患者普遍担心的问题。由于癫痫是很多疾病（主要是脑部疾病）的一种临床表现，不同的病因，其诊断、治疗的方案差别很大，不同的手术方法，费用也不一样。对于一些致痫灶明确、患者状况好、手术比较简单、治疗过程也顺利的患者，费用相对较低。若癫痫病情复杂，需要增加检查项目如颅内电极埋置、PET、MEG等，费用相对较高。

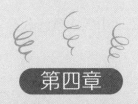

第四章

癫痫患者的生活、学习和工作

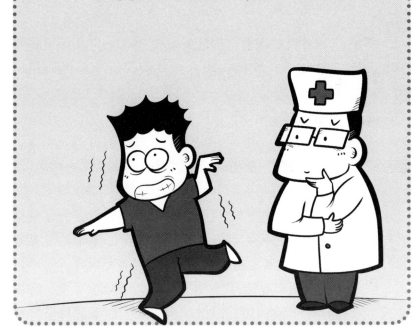

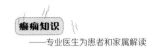

1. 癫痫患者在生活中要注意什么？

（1）情绪乐观。

精神紧张、悲观可促使癫痫发作。癫痫患者因长期反复发作以及易受到歧视而容易出现悲观失望。癫痫患者要树立战胜疾病的信心，保持情绪乐观，正确对待疾病，积极配合医生，坚持长期治疗，绝大多数患者可像健康人一样的生活。

（2）劳逸结合。

癫痫患者须注意劳逸结合。学校对癫痫儿童不宜要求过高。成年患者在工作和学习的过程中也不要过度紧张和疲劳。

睡眠不足易诱发癫痫。因此，癫痫患者一定要保证充足睡眠，不要熬夜，儿童癫痫患者尤其应保证充足的睡眠时间。

（3）饮食有节。

过度饱餐或饥饿，以及一次性饮水过多均可诱发癫痫。因此，必须合理膳食，避免过饱、过饥或一次性饮水过多。

（4）定期复诊。

治疗癫痫的整个过程应在医生的指导下进行，为了观察药物对患者的疗效及不良反应，指导合理用药，患者应定期复诊，并接受必要的实验室检查。患者开始治疗后的 1～2 个月内，应每周或每两周复诊1次，3 个月后每月复诊 1 次。每次复诊应携带诊疗卡或病历，以供医生参考。如果能够坚持写

1. 情绪乐观

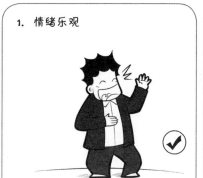

2. 劳逸结合

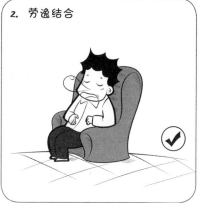

3. 饮食有节

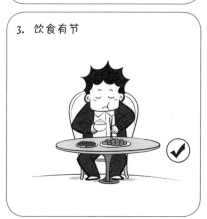

4. 避免长时间上网、看电视

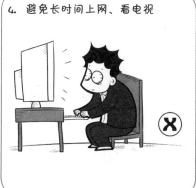

5. 定期复诊

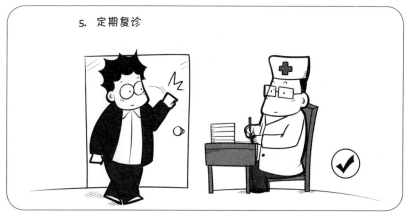

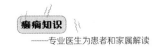

"患者日记"就更好了，可以更好地帮助医生了解病情的变化，有利于指导下一步的治疗。

2. 癫痫患者如何在生活中防止癫痫发作？

（1）避免诱发癫痫发作的因素：如上网时间过长、长时间看电视或长期熬夜。

（2）合理饮食：避免摄入容易引起癫痫发作的兴奋性食物，如可乐、咖啡、酒精等。

（3）适度体育锻炼。

（4）规律服药：治疗期间，如病情有好转或变化，不可随意自行更换药物，更不可突然停药，应及时与看病的医生联系，遵照医生指导用药。

3. 对儿童癫痫患者如何进行家庭护理？

首先，家长应接受孩子有癫痫这一事实，保持良好心态帮助孩子战胜疾病。让孩子了解自己所患疾病，知道如何保护自己，发作时如何求得别人的帮助。让孩子明白自己的疾病病程长，需要坚持按时服药进行治疗。帮助孩子树立信心，告诉孩子，父母和医生会帮助他（她）度过难关。

家长要细心照料孩子的饮食起居，尽量避免一切诱发癫痫发作的因素，应特别预防各种感染引起的发热。当孩子体温超过38摄氏度时，易引起热性惊厥，诱发癫痫发作。而肠道感染、呕吐、腹泄会使孩子体液大量丢失，引起体内水、电解质平衡紊乱而诱发癫痫。

不要过分溺爱患儿，否则会妨碍患儿人格、心理的健康发展。癫痫患儿如果无智力障碍，应与其他儿童一样上学，可以参加适当的体育活动，但要注意保证充足的休息和睡眠。

4. 癫痫患者应保持怎样的心理状态？

癫痫患者如果心理状态不稳定，不仅不利于疾病恢复，还很难适应正常的社会生活和工作。有些患者因发作少或刚确诊，不重视避免各种可能诱发癫痫发作的诱因，对配合医生治疗持无所谓的态度。有些患者因长期反复发作或易受到歧视而感到悲观、失望，产生自卑和自弃的心态。

癫痫患者及其家属应面对现实，正确对待癫痫，到正规医院诊治。个体无信心会直接影响个体的行为，因此应有战胜疾病的信心，积极配合医生治疗，持之以恒。反之，半途而废，不坚持系统正规的治疗，或转而急功近利，寻求"灵丹妙药"，结果往往适得其反。

5. 癫痫患者怎样保持良好的精神状态？

癫痫发作和患者的精神因素有密切的关系。有些患者的精神状况和正常人有差异。精神因素也是许多患者的发作诱因。

第一，患者即使在特定的环境中，也要稳定自己的情绪，控制自己的情绪，保持心境自然，心平气和。

第二，如果在一些特殊的场合中，患者很难控制自己的情绪，担心有不良精神刺激成为癫痫发作诱因，就应该尽量避免。

第三，提高心理素质和自我修养，为自己创造良好的心境，维持最佳精神状态。对于儿童癫痫患者，家长要帮助他们创建良好的精神生活环境，保证他们的身心健康。

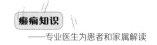

6. 儿童初患癫痫，父母如何采取正确的应对措施？

（1）明确诊断是正确治疗的前提。

癫痫发作不仅仅表现为肢体抽搐，还有其他多种类型发作的表现，如感觉障碍、精神障碍或不同程度的意识障碍。可以说，任何发作性症状都可能是癫痫发作的表现。无论出现何种形式的发作，患者都应及时到正规医院就诊，根据需要进行脑电图及其他必要的检查，以明确诊断。

诊断儿童癫痫应重点明确以下三个问题：①是否确实是癫痫；②属于哪一类癫痫；③引起癫痫的病因是什么。

脑电图是诊断癫痫的主要检查手段，如果脑电图提示大脑有异常放电，多数可以明确诊断。值得注意的是，20%～30%的癫痫孩子脑电图检查不能发现癫痫样波，另有5%左右正常人的脑电图可出现癫痫样波。因此，脑电图不是诊断癫痫的唯一方法，应由专科医生根据孩子的病情和脑电图结果，综合分析。

特别提示：

临床上常见家长因孩子出现各种各样发作性症状，怀疑孩子患癫痫而去医院就诊。新生儿或婴幼儿睡眠肌阵挛、婴儿非癫痫性强直发作等均可出现类似癫痫发作的症状。睡眠肌阵挛在孩子中很常见，表现为睡眠中特别是入睡不久，出现肢体无规律的抽动，深睡后消失。孩子大多不会因此而惊醒，对生长发育也无不良影响。非癫痫性强直发作俗称"发狠""打嗨唠"，主要见于3～10个月的婴儿，它是该年龄段儿童常见的生理性发作之一，表现为突然终止吃奶或玩耍中突然双眼凝视、咬牙、头颈部颤抖样摇晃等，症状持续数秒钟。要排除这些"非癫痫发作"，需要专科医生的检查与判断。

（2）早期用药，科学治疗。

目前，药物是癫痫首选和主要的治疗手段，坚持科学、系统地用药，多数患者的病情能够完全控制。诊断明确后，治疗应尽早开始。临床上一般在间隔24小时以上，二次无诱因的癫痫发作后开始给予治疗。

有些孩子家长对抗癫痫治疗认识不全面，如心存侥幸，企盼不再发作；或担心孩子服药后变傻，不愿意用药；或迷信"偏方"；或因短期疗效不明显而频繁换药。这样往往会使疗效降低或导致治疗失败。虽然抗癫痫的药物对神经功能有一定的抑制作用，但药物不良反应对患者的影响要小于癫痫发作本身对脑功能的损伤。如果不接受正确治疗，不仅发作会越来越频繁，还会损害患儿的高级神经精神功能，使其出现智力、运动障碍或情感异常等。

特别提示：

相当多患儿家长对抗癫痫药物的毒性、不良反应认识不全面。认为西药不良反应大，转而寻求社会上某些"祖传中医""游医"所谓的"偏方""秘方"或一些掺了西药的中药等。在癫痫门诊中常常会碰到上当的家长，由于服用所谓的"纯中药偏方"后，对其所含西药品种、剂量不明，服用过量而出现颤抖、持物不稳、眼球震颤等严重的药物不良反应，甚至导致癫痫发作更频繁、更严重。

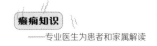

（3）定期复查。

长期服用抗癫痫药物，可能会出现一些不良反应。多数药物的不良反应出现于用药早期，孩子在用药期间应定期复查，以预防药物的不良反应。

是否进行血药浓度的检查，应由医生根据孩子的具体病情决定。当患儿用药剂量符合常规标准，同时也达到足够疗程，但抗癫痫的疗效不明显时，应该对血药浓度做一个检查。

特别提示：

> 刚开始口服抗癫痫药时，有些孩子可能会出现皮疹、发热等过敏反应（变态反应）。少数孩子甚至发生剥脱性皮炎、内脏器官功能障碍等威胁生命的严重过敏反应。多数过敏反应发生于服药后1~2周，对于初治或新换药物的孩子，在这段时间内尤应注意观察，一旦出现过敏反应，立即到医院就诊。

（4）冷静面对发作。

癫痫发作是儿童神经系统的常见急症，家长们面对突然出现抽搐的孩子，往往惊慌失措，做出一些不当之举，不但不能阻止病情发展，还可能对孩子和自身造成伤害。因此，家长掌握一些癫痫发作时的家庭护理常识是很有必要的。

发作时，首先应将正在抽搐的孩子顺势放好，让孩子的头偏向一侧，以免口中的分泌物被吸入气管而引起窒息。尽量不刺激孩子。有些家长害怕剧烈的抽搐伤及孩子的口舌或颊部黏膜，可能会采取一些不必要、不科学、不可取的措施，如强行撬开紧闭的牙关，或在上、下牙之间放置筷子、填塞手绢等物，甚至垫上自己的手指等。这些做法，既无法终止发作，又增加了对孩子的伤害，可能伤及牙齿、造成误吸，孩子甚至可能有生命危险。家长在患儿发作期间应始终守护在患儿身旁，随时擦去吐出物。救护过程中及时记录病情变化，如发作持续时间、抽搐的部位、呼吸、面色以及意识状况等，最好能用手机等录像，以便就诊时给医生提供协助诊治和判断病情的资料。

特别提示：

> 有些家长初次碰到孩子癫痫发作，可能会急于将其送往医院，但常因搬运不当而使患儿窒息，增加了生命危险。其实，大多数孩子发作时间并不长，一般数分钟内即可自行缓解。一般可按规范方法看护孩子，使他们安全度过发作期，待缓解后再送往医院进一步诊治；若发作时间较长，如发作超过5分钟后仍不缓解，则应及时送往医院。转运途中，应注意保持孩子颈部的舒展，切勿在匆忙之中捂住孩子口鼻而引起窒息。

7. 患癫痫的孩子入学前应注意什么？

凡是学龄期儿童，若癫痫发作不频繁、智力正常，均可入校学习。

入学后家长应把孩子的病情如实向老师介绍，取得老师的理解和帮助。同时通过老师向同学们讲清楚，使同学们不致于害怕，特别是要避免同学们歧视、疏远他（她），使患癫痫的同学有一个温暖、友好的生活、学习环境。家长在孩子考试成绩差、学习不好时不要训斥、责骂，要耐心诱导启

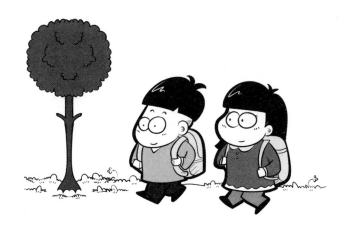

发，稍有进步就要表扬。不要因癫痫发作几次就让孩子中途退学或辍学。把孩子关在家里不让他（她）和外界接触，对癫痫治疗不利，而且不利于孩子的身心健康。

8. 社会应对癫痫患者做哪些支持？

（1）尊重患者人格，不要有歧视心理和行为。

癫痫患者本身就容易有自卑心理，因此我们更应该处处考虑、照顾和安慰他们，尊重他们的人格，在生活上和工作中，要把他们当成正常人看待。社会上有些人喜欢公开议论患者的病情，有些人喜欢背地里说长道短。这种不负责任的行为往往使患者变得孤僻，自卑感更重，远离人群，远离组织，不愿参加集体活动，使他们病情加重。如果患者是在校学生，他们的自尊心更强，甚至把自己的病当成隐私，再加上本来对癫痫的认识不足，如果同学、老师还常常有意无意地揭他们的"短"，会使他们丧失生活、学习的信心，甚至毁了他们的一生。

（2）伸出友谊的手，在生活、工作中照顾患者，使他感受到社会大家庭的温暖。

患者往往在公共场合发病，这一点是在所难免的。这种时候，患者需要周围人们的帮助和照料，如果患者周围的人都能把这当作自己的社会责任，努力尽心的去做，则会在无形中协调患者和周围环境的关系，增强其战胜困难和疾病、热爱生活、努力学习、努力工作的信心。

9. 家长应该怎样对待患癫痫的孩子？

现代医学科学传递着一个新的理念——家长朋友，请把孩子像其他健康儿童一样对待与教养。现在的独生子女家庭中，家长本来对孩子就过分宠爱，更何况孩子患有某种慢性病，家长恨不得换成是自己生病，在生活上更是包办了孩子的一切。

对于患病的孩子，过分关照和不恰当的忽视同样不正确。有的家长以前恨不得一周给孩子报几个课外学习班，一旦发现孩子患了癫痫，就什么都不敢让孩子做了，甚至连一些基本的体育运动都不让孩子参加。几年下来，孩子的癫痫倒是控制住了，却造成心理和性格上的不正常。

实际上，在病情稳定的情况下，一些患像癫痫一类慢性病的孩子，完全可以和正常孩子一样学习和生活。有一个生病的孩子，家长往往心理负担很沉重，面对孩子有一种歉疚感，从而放松了对孩子的要求，甚至百般迁就。其实，培养孩子良好的行为习惯、健全的人格同样重要。在孩子病情稳定的情况下，应按照儿童成长的规律严格要求，让孩子融入到集体中去。

10. 为什么患癫痫的孩子在节假日容易发病？

每逢节假日，癫痫患儿的发作率明显上升。根据连续观察和研究结果发现，癫痫的发作除了与治疗有关，与周围环境的一些因素也有很大的关系。节假日中，患有癫痫的孩子除了保持正常的生活规律、良好的饮食习惯，同样要避免一些刺激因素，如避免过饱、过劳、睡眠不足、情绪冲动、长时间玩电子游戏机和看电视等。孩子的正常生活规律一旦被打破，加上一些因素的刺激，癫痫的发作率就会有所上升。家长要注意监督和引导，提倡过一个健康、轻松的假期。

11. 癫痫会影响睡眠吗？

经过对癫痫患者生物节律的研究，人们意识到，癫痫容易影响患者的睡眠。具体地说，癫痫发作的程度、范围以及发作的时间，都可以影响睡眠的时间和质量。通常情况下，即使癫痫患者夜间睡眠时间正常，睡眠质量也会下降。

12. 家长怀疑孩子是癫痫该怎么办？

有的孩子出现了一些反复的发作性症状，比如抽搐、全身挺直僵硬、向后抵抗；视物变大变小，有时出现幻觉；突然晕倒，过了几分钟自己才醒过来等。出现这些症状，家长会怀疑孩子患有癫痫。此时，应到正规医院的专业门诊就医。经过医生问诊、查体和脑电图检查等，可以明确诊断，若确诊为癫痫再进行规范治疗。

13. 癫痫患者的饮食调养方法有哪些？

（1）补充适当的维生素和维持人体生长的其他物质。

一些抗癫痫药能引起人体内维生素D、维生素K和叶酸、钙、镁等物质的缺乏。维生素B_6缺乏可以引起癫痫；叶酸缺乏也与癫痫患者癫痫发作增加有关；人体缺镁，除影响骨骼的生长外，还可导致肌肉颤抖、精神紧张。

患者可在医生的指导下，适当补充一些维生素，或多食用一些含上述物质的食物。比如，新鲜蔬菜、大豆油和蛋黄中含有大量的维生素K；蛋类、鱼类、豆制品、牛奶中含有丰富的钙和维生素D；牛肉、绿色蔬菜中含有叶酸；米、麦糠、鱼类中含有大量的维生素B_6；小米、黄豆、红豆、玉米、豆腐干、芹菜、鸡肉等含镁比较多。

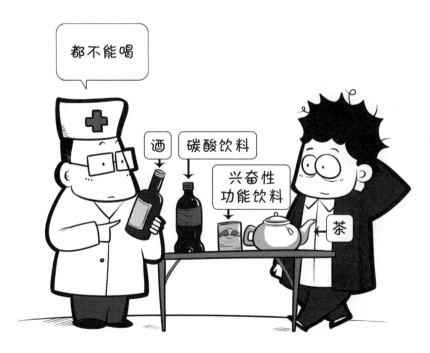

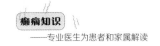

（2）保证营养供应，有针对性地养护器官。

补充某些物质是针对饮食中某些元素缺乏而言的。更应该注意的是要保证患者的营养供应。患者和家属有时间应多学习一些养护和营养方面的知识，指导日常的饮食。患者应按时进食，注意均衡营养，保持正常的健康水平。

（3）癫痫发作期患者的饮食调理。

临床观察表明，癫痫严重发作或频繁发作期间，神经兴奋性增高，患者容易发生碱中毒或血钙降低。应该补充含钙丰富的食物，可适当多吃油菜、芹菜、小白菜、荠菜、干酸枣、炒杏仁、蛋黄、牛奶、小黄鱼、虾皮、芝麻酱等。

（4）治疗期癫痫患者的饮食调理。

癫痫患者治疗期间的饮食不需要特殊安排。可以选用的食物有小米、芝麻、小麦、大枣、黑豆、刀豆、胡桃、猪心、蜂蜜、山药、鸡蛋、绿豆、胡萝卜、豌豆等。不宜食用含糖多的食物和刺激性食物，如糖果、蜜饯等甜食，葱、姜、蒜、辣椒、咖喱等。不可以喝兴奋性饮料，如咖啡、浓茶、可乐、功能型饮料等。

（5）节制饮食。

节制饮食是饮食调养的一个重要方面。癫痫患者不但不能嗜食偏食，也不能暴饮暴食。如果饮食不加节制，会损伤肠胃，导致癫痫发作。

14. 调节癫痫患者情绪的活动有哪些？

听音乐、弹琴、绘画、书法、做手工、冥想等，都能在一定程度上稳定患者的情绪，陶冶情操。

15. 癫痫发作间歇期，家庭护理应注意哪些方面？

癫痫有反复发作的倾向，但癫痫的发作时间很短，对癫痫患者的护理更多的是在发作的间歇期。多数有癫痫的患者需坚持日常家庭护理与治疗。如果发作的间歇期护理工作做得好，患者就会减少癫痫发作，甚至逐渐达到不发作，病情会得到很好的控制。

为了准确起见，家属最好自备一套"病历"（患者日志），详尽记录患者的历次发作情况。如果为周期性发作，则应在相应的时间范围内做好预防发作的准备工作，提醒患者加强注意或临时增加药量。

家属也可以帮助患者做一个信息卡片，注明姓名、病情诊断、用药参考、家属的联系电话等，让癫痫患者随身携带，以供急救人员参考。要告知和引导患者在外出活动时，避免刺激性活动。例如，不要到很嘈杂的歌厅唱歌等，保持情绪稳定，以免引发癫痫发作造成伤害。

16. 癫痫会影响寿命吗？

一般来说，癫痫对患者的寿命影响不是很大，仅有极少数患者会出现不明原因的癫痫突然意外死亡（或称"癫痫猝死"，SUDEP），原因目前尚未明确。然而，癫痫持续发作状态、癫痫发作时的窒息、癫痫发作时引起的外伤和意外事故等，可以引起患者死亡。还有极少数患者因抗癫痫药物的不良反应，如严重的皮肤过敏反应、房室传导阻滞等而死亡。因此，在抗癫痫药物使用过程中，患者如出现不良反应，应及时去医院就诊。

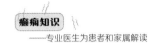

17. 在治疗过程中癫痫患者或家属常犯的错误有哪些?

在对癫痫进行治疗的过程中,癫痫患者和家属常常犯一些常识性的错误,这是需要提高警惕的。例如:患者不能坚持服药,吃吃停停,这是癫痫治疗失败的主要原因;急于求成,寄希望于短期内治愈,自行加量或更换药物;病情稍微控制好点了,思想上就不重视了,少服或漏服药物,造成复发;有病乱投医,求医心切,在一个医生那里治疗一段时间后疗效不理想,不积极寻找原因、咨询经治医生(可以根据情况调整药物剂量或科学更换药物),而是不断更换治疗方案;在癫痫反复发作后,对治疗丧失信心,干脆放弃治疗;在平时的生活当中不注意避免和预防引起癫痫发作的诱发因素,结果使癫痫反复发作。

18. 为什么癫痫的治疗不可"偏听""偏信"?

癫痫是一种顽固性疾病,治疗需要经历一个较长的过程。每位患者的癫痫类型、病因、病程等各不相同,用药不能自行借鉴他人经验。患者或家属容易产生"有病乱投医"的行为,这是可以理解的,但是不可为的。比如,听信偏方、土方,放弃正规的药物治疗。一些土方、偏方可能对某个患者有帮助,但控制不了病情,容易发生意外;也有一些地方,患者听说某种迷信的方法能治疗癫痫而盲目投医,易导致金钱、精神、身体受到损害;信奉单方治大病,结果会使病情恶化,失去治疗机会;听信其他患者的治疗"经验",自行更换药物,不但治不好病,反而延误病情。

19. 为什么癫痫患者要远离各种污染源?

我们食用的水果、蔬菜如果使用了毒性较强的农药,农药会附着在水果、蔬菜的表面。人们长期吸入被农药污染的空气,或者食用被这些农药污染的食物,就会产生慢性中毒。

噪声会对神经系统和心血管系统造成危害。长期处在噪声环境中的儿童,智力发育比安静环境中的儿童慢约20%;对妇女来说,噪声会对排卵产生不良影响,还可能造成胎儿畸形。长期生活在震动和噪声环境中,可使人烦躁、恶心、头痛和失眠。

长时间与电视、电脑、手机、霓虹灯、车灯、电焊光等接触,也是一种光污染。工厂排放大量有毒的化学液体和气体,生活中的化工制品,都会形成看不见的化学污染。

对癫痫患者来说,上述污染很容易成为癫痫发作的诱因,成为潜在致病风险。所以,在生活和工作中,癫痫患者应尽量避开这些污染源。

20. 生气会诱发癫痫发作吗?

生气是每个人在生活中常遇到的事情。可是我们应该知道,争吵后生闷气,可导致全身抽搐,昏倒,意识不清,继而诱发癫痫发作。生气是诱发癫痫的危险因素,尤其是女性癫痫患者常见的发作诱因。

21. 癫痫患者可以取得驾驶证吗?

关于癫痫患者是否可以获得驾驶证,各国有不同规定。英国的癫痫患者申请普通驾驶证必须满足以下条件:必须完

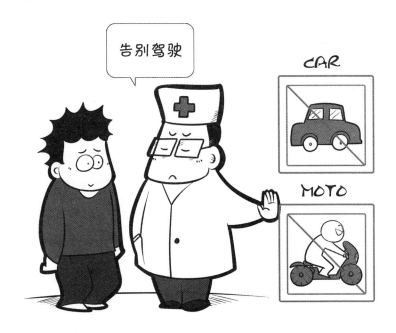

全控制发作两年；如果仅在睡眠中发作，必须经过三年的观察，确认只是在睡眠中发作，而没有在清醒状态下发作；所驾驶的车辆不会对公众构成威胁。否则禁止驾车。

我国现行的《机动车驾驶证申领和使用规定》中写明不得申请机动车驾驶证的10类情况：器质性心脏病、癫痫、梅尼尔氏综合征、眩晕、癔症、震颤麻痹、精神病、痴呆、影响肢体活动的神经系统疾病等妨碍安全驾驶的疾病，以及吸食、注射毒品或长期服用依赖性精神药品成瘾尚未戒除。所以，在我国，癫痫患者属于禁驾之列。发作频繁或控制发作不佳的患者，切不可隐瞒病情、考取驾驶证，这样做对自身和他人都是很危险的，现实中因此而造成悲剧的例子很多。

22. 癫痫患者旅游时应该注意哪些问题？

在发作没有获得基本控制之前，癫痫患者最好不要外出旅游。如果发作得到了基本控制，可以外出旅游，但要有家属陪伴。带足并保管好常服用的抗癫痫药物，按时按量服药，同时还要备些急用的能快速发挥作用的药物，如安定灌肠剂等。旅游时要劳逸结合，保证充足的睡眠，不可过劳、过饥、过饱，不可过量饮水。要随身带好记录有个人病情及急救药物使用办法等相关内容的联系卡，以便发作时能及时得到帮助。

23. 家长在孩子的学习问题上应该注意什么？

对于家长来说，最重要的就是摆正心态。一些家长对孩子患有癫痫的诊断一时难以接受，觉得自己对不起孩子。所以，采取了过分溺爱、放弃不管、降低对孩子要求的办法。在孩子的学习问题上，甚至让老师也放松对孩子的管教。也有的家长甚至不敢让孩子与外人接触，把他（她）们关在家中。还有的家长唯恐孩子出什么问题，干脆工作也不做了，全职看管孩子。家长的这些做法，可能使孩子的性格发展不健全，不但影响孩子的学习，也会影响孩子的康复。

24. 患癫痫的孩子不能管教吗？

医生在门诊工作中，经常遇到一些癫痫患儿不懂礼貌、任性、脾气暴躁，甚至当着医生的面打骂父母，旁若无人；而父母只是无可奈何地在旁忍让，连一句批评的话都不敢说。引用家长的话就是："自从孩子得了癫痫，我们就对他百依百顺，一点也不敢批评他。怕他一生气就犯病，结果越惯越坏。"其实，孩子得了癫痫后，家长多加关心和爱护是对的，但不能娇惯纵容。对癫痫患儿的培养要有耐心，讲道理，不能因为孩子有病就不敢管教。家长应在避免强烈刺激的条件下，采取适当方式坚持对患儿进行教育和管理，促使其身心健康成长。

25. 哪些外界强刺激可诱发癫痫发作？

许多强烈的外界刺激可以成为癫痫发作的诱因，癫痫患者和家属需要特别注意。例如：患者因为治疗其他疾病所用药物对神经系统有较强刺激，容易引起突然发作；在没有任何思想准备的情况下，出现一些突发的事件，使患者受到强烈的精神刺激，引起患者情绪剧烈波动，大脑神经过度兴奋，容易引起癫痫发作；对癫痫患者来说，突然的闪光、眩目刺眼的光波都会造成大脑神经功能紊乱，导致癫痫发作；患者受到强音刺激时，也会出现心慌、心率增快、烦躁不安、神经过度兴奋，从而直接诱发癫痫发作；气候骤然变化，寒冷或暑热突然侵袭患者，能够引起患者身体上的不适应，出现一系列症状，诱发癫痫发作。

26. 使癫痫患者生活质量下降的危险因素有哪些？

使癫痫患者生活质量下降的危险因素包括癫痫发作次数多、癫痫发作时间长，癫痫初发年龄早、抗癫痫治疗的不良反应、对抗癫痫治疗的依从性较差、抑郁或焦虑、缺乏社会支持、病耻感、对就业的担忧等。

27. 癫痫对患者的家庭有何影响？

由于癫痫患者的家庭成员是主要的护理者，可能需要请假、辞职以照顾癫痫患者的日常生活。因此，癫痫患者家庭成员的事业和家庭经济将受到较大的影响，增加了家庭中的矛盾。

28. 癫痫患者和家属最重的精神负担是什么？

癫痫发作具有不可预知性。癫痫患者的疾病程度如何、是否控制良好都是癫痫患者和家属最重的精神负担。

29. 癫痫患者家庭生活质量下降，有哪些表现？

癫痫对家庭有巨大的压力，即使在不发作时，家庭成员仍处于警戒状态，以防备疾病的发作。家庭成员因担心患者的人身安全，而产生强烈的紧张情绪。癫痫患者的照料者长期处于紧张、担心、焦虑和压抑的精神状态下，这将严重影响他们的生活质量。

30. 提高癫痫患者生活质量的关键是什么？

像正常人一样生活或接近正常人的生活是每一位癫痫患者的愿望。其实，做到这一点并不难，大多数患者都有望实现，关键在于做好以下几方面。

首先，患病后要找专科医生治疗，医生的专业能力和丰富的经验是癫痫发作得到良好控制的关键，也是保障患者生活质量的前提。其次，要定期复诊，与医生建立良好的关系，并围绕癫痫问题与医生进行有效的沟通，使医生对你的病情有更清楚的了解。再次，患者应该不断地丰富有关癫痫的知识，正确面对患病的现实，增强生活的信心。学会正确地服药，合理地工作和学习，避开潜在的诱发癫痫发作的有害因素。

31. 癫痫患者为何要向医生提供准确的信息？

在就诊时，向医生提供正确的信息，无论是对癫痫的治疗，还是对医生了解患者整体的健康状况，都是十分重要的。癫痫患者发作时往往意识丧失，对自己的发作表现无法正确描述。因此，最好有目击患者发病的人，与其一起向医生介绍病情，并尽可能详细、准确。对患者来说，看似不重要的事情，可能对医生是重要的。

患者因癫痫以外其他身体或心理的健康问题，正在接受的专科治疗的情况，也要向医生说明。对于潜在的敏感问题，即使是相对隐私的个人生活方面的问题，如饮酒、情绪、情感和性功能等，也不应回避，应如实与医师进行沟通。

32. 癫痫患者就诊时，需要向医生咨询哪些问题？

每一位癫痫患者都会关注自己的病情，想对病情及其相关的问题有更多的了解。那么，在就诊时，向医生咨询哪些问题对癫痫患者更有意义？这里列举一些常见的问题供癫痫患者参考：导致我癫痫发作的原因是什么？如果不治疗，发作会更频繁吗？我需要做哪些检查？日常生活中我应避免哪些活动？如果忘记服药了怎么办？我应该服用其他的辅助药物吗？

33. 患者随时记录自己的癫痫发作，有什么好处？

来自于自己或他人对你癫痫发作的客观记录，是帮助医生正确诊断和治疗的重要依据。因此，患者对每一次发作都应该进行详细记录，就像记日记一样，这也可称为"患者日记"。日记内容包括发作前的情况，发作的时间，发作过程中的表现（包括意识、运动、感觉及身体其他部分的情况等），发作持续时间，未能按医嘱用药的原因，导致发作趋于频繁的可能诱因等。即使不发作的日子，患者也应当记录有关的生活状况。

34. 如何看待癫痫发作与患者的安全问题？

同健康人相比，癫痫患者受到伤害的风险更大，这与发作类型、发作频率、发作特点、患者是否伴随其他的健康问题有十分密切的关系。

对于伤害性，全面性发作大于局灶性发作；频繁发作大于发作次数少的；白天发作大于夜间发作；儿童大于成年人；智力低的大于智力高的。

生活环境与患者安全的关系更加紧密，内容更为复杂，有些危险显而易见，有些却是潜在的。而且，过分限制活动也不是最佳的办法，只有良好地控制发作，清楚认识患者自身的状况，客观分析环境可能带来的危险并提前预防，才是保障患者安全的明智选择。

35. 如何保障癫痫患者的日常安全？

癫痫患者应尽量向自己周围的朋友、家庭成员、老师、

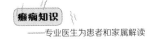

托儿所保育员及工作单位的同事普及如何识别癫痫发作、遇到发作应该做些什么、如何进行急救及何时拨打急救电话等方面的知识。

独自或在别人不知情的情况下外出，患者最好佩戴医疗识别标志并携带急救卡片，内容包括抗癫痫药物及剂量信息、急救联系方式、医生信息、过敏史和其他健康问题的信息。癫痫患者应保持良好的生活习惯，避免诱发癫痫发作的潜在因素，如忘记服药、睡眠不足、过量饮酒及服用违禁药品等。

36. 癫痫患者在家中，怎样更好地保障安全？

由于癫痫发作的时间、地点，发作时患者所处的状况难以预料，如果忽视了家中的安全保障，患者同样存在受伤的风险。每个家庭的情况都是不一样的，患者只能根据自己的情况制订安全计划。这里提供一些建议，以供参考。

（1）针对家中可能存在的潜在危害，做自我评估并提前进行补救。

（2）睡觉用的床尽量贴近地面，最好是在地板上直接放置床垫，避免床的四周带有坚硬的边角。

（3）房间里尽量用较厚的毯子覆盖坚硬的地面，必要时走廊或过廊也要铺设。

（4）将桌子及其他家具锐利的边角包裹起来，尽量选择带扶手的椅子。

（5）避免登上较高的椅子或梯子，特别是独自在家时更不能做这样的活动。

（6）家里的其他人不在家时，不要吸烟、点火及使

1. 矮床，地板放置软垫，移开床边有坚硬边角的物品

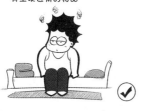

2. 房间尽量铺地毯

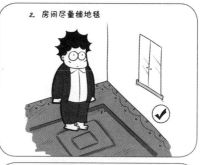

3. 不坐高凳、爬梯子

4. 不使用明火

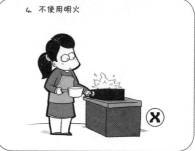

5. 不使用电熨斗

6. 房门向外开

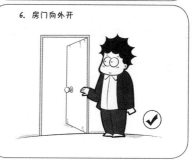

7. 洗浴时不锁门，热水器安装限温装置

限温装置

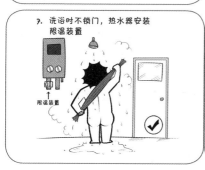

8. 尽量使用不锈钢或塑料餐具，避免使用玻璃或陶瓷器皿

不锈钢　塑料　陶瓷　玻璃

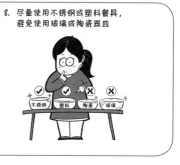

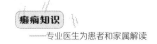

用蜡烛，也不要使用不能自动断电的加热设备，如电熨斗等。

（7）如果癫痫患者独自一人生活，要安排人每天探望，有条件的情况下，也可以安装报警系统。

（8）房门要向外开启，而不要向里。这样即使患者在房间里紧贴着门倒下，急救者也能顺利打开房门。

37. 癫痫患者在厨房时，应怎样做好安全保障？

如果患者发作频繁，应尽可能选择有其他人在家时使用灶具。微波炉既安全又易于操作，适合发作控制较差的癫痫患者使用。选用半成品或熟食，不仅可以避免使用刀具，而且易于烹制，节省时间。尽量使用不易碎的杯、碗、盘、碟，如不锈钢或塑料材质的餐具。

38. 癫痫患者在浴室时，应怎样做好安全保障？

癫痫患者洗浴时不应将浴室门反锁。为防止别人进入引起尴尬，可以在浴室门上挂一个"正在使用"的标识。建议癫痫患者洗淋浴，而不要洗盆浴；选择坐位淋浴，使用手控喷头；尽量在有其他人在家时进行淋浴。有条件的话，最好在热水器上安装一个限制水温过度升高的设备，以减少洗浴时癫痫发作发生烫伤的危险。在靠近水或潮湿的地方避免使用带电的设备，如吹风机等。

39. 癫痫患者运动时，应怎样做好安全保障？

癫痫患者不能完全脱离体育运动，也不能贸然参与自己不了解的运动。参与前要仔细了解运动的内容，分析自身情况是否符合参与的条件，必要时找医生咨询。跳伞、攀岩、潜水等危险的运动对癫痫患者来说是禁止的；在靠近河流、水塘、泳池的地方运动或在屋顶、山顶等高处运动，要有专业人员或家人陪同。运动时最好穿戴防护用具，如头盔、护膝、护肘等；活动中要间断休息，适度饮水，避免过度用力；尽量选择在有气垫、地毯或木屑等的柔软的地面上运动。

40. 癫痫患者应如何看护好自己的孩子？

像所有的父母一样，癫痫患者也希望尽可能多地在家中陪伴孩子。但是，要想到自身癫痫发作可能会带给孩子的伤害。应该在地板上或将孩子放在婴儿车里给孩子喂奶；尽量不要抱着孩子活动，如果要活动，最好将孩子放在婴儿车里围绕自己家附近进行活动，而不要离家太远；在铺有柔软垫子的地板上给孩子穿衣或更衣；患者一个人在家时，不要给孩子洗澡。

41. 患有癫痫的孩子能上学吗？

这个问题的答案是十分肯定的，绝大多数患癫痫的孩子都能够正常上学。这些孩子能够很好地遵守学校的制度和规定，只是在学习上显示出困难的比例高于其他学生。只有少数患癫痫的孩子上学是有困难的，这样的孩子通常有严重的癫痫综合征、脑部疾病、神经系统发育障碍，发作难以控制，并且服用一种以上的抗癫痫药。

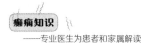

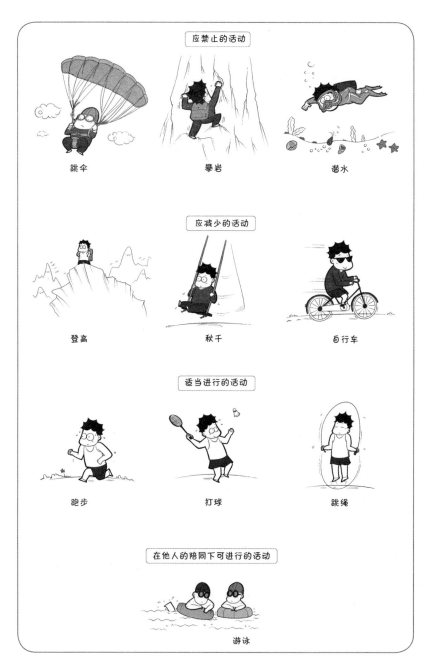

42. 癫痫会影响孩子学习吗?

多数情况下,癫痫对孩子的学习不会造成太大影响,特别是轻度、发作得到控制以及没有脑部的异常表现的癫痫,其对孩子学习和社会活动的影响极小。但是,对于癫痫发作频繁、发病年龄小、服用一种以上抗癫痫药物、伴有脑部损害(如颅脑外伤、颅内感染、脑部肿瘤等)和神经系统发育障碍的癫痫患儿,影响是肯定的,甚至是明显的。这可能涉及多方面的影响,包括孩子的睡眠、心理、注意力、身体的总体状况以及学习的机会等。

43. 癫痫发作对学龄前期及学龄期孩子的学习会产生哪些不利影响?

癫痫发作在孩子的不同成长时期,对其学习的影响是不一样的。

学龄期前的频繁发作,主要影响孩子的基本学习能力,包括记忆能力、理解能力等,使其基础知识的获取,以及学习的兴趣、学习的自信心和耐心受到一定影响。

学龄期的发作会导致孩子频繁地缺课,错过学习以及与同学交往的机会。这不仅影响孩子的学习成绩,还影响孩子的自尊心,使其对学习缺乏足够的热情和动力。学龄期的发作还会影响孩子的注意力,表现为注意力的下降或注意力不能集中。夜间发作能引起失眠和白天疲劳,频繁或持续发作会导致发作后嗜睡,也会对学习产生严重影响。

44. 服用抗癫痫药物对学习有哪些影响？

服用抗癫痫药物是控制癫痫发作的主要手段，多数癫痫患者需要长期服用一种甚至是多种药物。抗癫痫药物与其他药物一样，长期服用可能会出现一些不良反应，但并非对每个孩子都会产生明显的影响。这与所服药物的种类、剂量、服药时间、单一或是联合用药，以及个体差异均有着很大的关系。影响学习的药物不良反应主要包括精神萎靡、注意力下降、反应迟钝、精细动作迟缓、情绪及行为异常。

45. 为什么反复强调癫痫学生的家长要更多地与学校合作？

与普通学生相比，患有癫痫的学生在上学时将面临更多的挑战，他们不仅可能有学习困难，还可能有情感障碍以及癫痫发作所带来的特殊状况（如环境的适应、服用药物、发作时的救助等）。

为实现孩子正常上学这一目的，家长与学校的沟通尤为重要，家长应该让学校更多地了解学生的信息和需求。这有利于学校实施有针对性的教学和必要的救助，同时还可以通过学校获得更广泛的社会支持。

46. 老师应如何对待患癫痫的学生？

患癫痫的孩子上学后，能否正常地融入学校生活是一个涉及诸多因素的复杂问题，老师在其中的作用是无可替代的。所以，老师要尽可能像对待其他学生一样对待患有癫痫的学生，使其能够正常融入课堂内外的活动。老师应激发学生的学习热情，培养学生的自尊心和自信心，鼓励患癫痫的学生多与其他同学进行正常的交流。与孩子家长的沟通与交流，可以帮助老师了解学生的发作情况、用药情况、发作时的救助措施并确定学生在校时的不安全行为。同时，老师可号召其他学生帮助患癫痫的同学解决学习上的困难，引导他们在行为和情感上尊重和理解患有癫痫的同学。

47. 学校、老师和家长需要相互补充癫痫学生的哪些信息？

家长、老师及学校的相关人员需要尽可能掌握学生的信息，了解不同癫痫学生的不同需求。即使是诊断相同的学生，需求也是不一样的，需要了解的信息包括以下几个方面。

（1）医疗信息。内容涵盖癫痫的诊断、发作类型、用药情况、发作频度，安全防护和急救方案、可能的诱发因素及其他健康问题，必要时可向家长及临床医生索取更详细的信息。

（2）教育信息。了解学校对学生的评价，老师的评语，作业的完成情况，与同学的交流等情况。

（3）家庭信息。了解学生在家中各种学习和活动完成的情况、特长、性格特点等。如果学生的病情发生变化，家长应及时向学校提供相关信息，包括癫痫发作、用药及相关的检查结果。

48. 患癫痫的学生能住校吗？

对于年龄较大、癫痫发作得到良好控制的学生，住校是

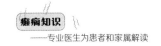

可以的。患癫痫的学生要知道自己如何服药并至少储备可服用两周以上的抗癫痫药物。

同时，患癫痫的学生要将自己的病情告知宿舍的同学、老师和校医，万一癫痫发作，他们能够提供救助或拨打急救电话。

49. 癫痫患者参与娱乐和体育活动时有哪些精神障碍？

恐惧发作、家人的过度保护、家人和朋友的负面情绪、运动后疲劳、缺少运动伙伴、不了解适宜的活动项目等都会让癫痫患者在参与娱乐和体育活动时存在精神障碍。

50. 患癫痫的学生能参加体育活动吗？

癫痫患儿上学后能否参加体育活动，是家长非常关心的一个问题。因为癫痫发作的突然性，如果癫痫学生在运动过程中出现发作，则有可能发生危险。对于发作不频繁、发作程度不重的学生，适度地参加体育活动，不仅可以增强体质，还可以减少发作的概率。

至于患癫痫的学生应该参加哪种体育活动，可根据孩子的年龄特点及兴趣选择。年龄小的孩子，可以参加活动量小的游戏、跑步、拍球等；年龄较大的孩子可以参加活动量适度的体操、跳绳及各种球类活动。如果有成人在旁监护，还可以参加游泳锻炼。假如癫痫发作频繁，最好不要参加有风险的运动，如登高、荡秋千、骑自行车等。患癫痫的学生运动时应不要过量，要注意休息，每天保证充足的睡眠。

51. 癫痫会影响儿童的智力吗?

多数癫痫患者的智力与正常人差别不大,只有少数患者智力低于正常人。影响癫痫患者智力的因素很多,癫痫合并大脑发育不良、先天性代谢异常时,常常出现智力障碍。不同类型癫痫对智力的影响也不同,失神癫痫、儿童良性癫痫往往对智力影响小,婴儿痉挛症患者90%以上伴有智力障碍。癫痫发作的频率对智力也有一定影响,发作越频繁,智力障碍的发生率越高。发病年龄和智力发育也有密切关系,发病年龄越小,对智力的影响越大。大量长期服用抗癫痫药物,其不良反应也可能影响孩子的智力。若进行正确合理的抗癫痫治疗,对智力的影响并不大。儿童癫痫经过治疗后,如果发作很快得到控制或减轻,智力的发育也会相应改善。

52. 如何帮助患癫痫的孩子建立良好的生活习惯?

癫痫能造成儿童身体、社会适应、心理、语言和行为等方面的损害。因此,患儿家长设定长远的规划,帮助孩子建立良好的生活习惯是十分必要的。首先,应尽量让孩子上普通小学和中学,与正常同龄孩子一起学习和生活;其次,让孩子参加正常的集体活动,包括上操、体育课、郊游等。良好的生活习惯包括衣、食、住、行及各种日常活动,应尽量使癫痫患儿与各年龄组的健康儿童一样。

53. 癫痫患者能参加工作吗?

大部分癫痫患者是能够参加工作的,并且可以从事有稳定收入的职业。至于参加什么工作,取决于患者个人的具体病情以及其对工作环境的适应能力。如果患者的癫痫发作能得到良好控制，仅仅是不频繁地轻微发作，没有其他健康问题，具备一定的工作技能，工作环境没有风险，一般对就业没有太多的限制。如果患者仍然发作较频繁，可以根据具体情况选择适合自身的工作。如果患者频繁发作，伴有严重的其他健康问题，工作技能明显下降，即使在一般的工作环境中也存在安全问题，则最好选择到政府支持的福利性职业机构工作。

54. 癫痫患者应如何选择自己的职业？

有一定工作能力的成人癫痫患者，应该正常参加工作，这有利于患者的身心健康。癫痫发作的突然性使患者在选择职业时应该注意遵循以下三个原则。

（1）远离有危险的职业。

患者应当选择在工作中即使病情突然发作，也不会受到意外伤害的工种。因此，机械操作、炉前工、电工，水上或者近水作业，地下单独作业，高空作业，爆破，接触强碱、强酸、剧毒品等遇到发作会危害患者自身安全的职业或工种不能选择。

（2）避免工作环境或工种成为发作诱因。

有些职业如强体力劳动、过度脑力劳动（长时间阅读、计算等）容易造成疲劳；存在强光刺激、强噪音的、强烈异味刺激的工作环境容易使患者神经系统受到刺激；也会使患者出现发作，此类职业不宜选择。

（3）即使在工作中出现发作，也不会危害他人或社会。

癫痫患者不能选择如公交车司机等一类为公共服务的职

业；驾驶私人汽车（已获取驾照），也要在明确多年无发作，并且取得医生同意的情况下进行。

55. 如何保障癫痫患者的工作权利？

人的工作权利是受法律保护的，这对于癫痫患者也是一样的。癫痫患者要求工作的权利和主张是受国家法律明确保护和支持的。尽管在一定的社会范围内，依然存在对癫痫的误解甚至歧视，如用人单位或雇主对患有癫痫的员工持否定态度，排斥或拒绝聘用癫痫患者。

如果癫痫患者具备与其他员工一样的工作能力，用人单位不能因为员工患有癫痫而拒绝录用，而且用人单位还有责任和义务为患癫痫的员工提供合适的工作环境和条件。癫痫患者在受到不公正的待遇时，可以通过现行的法律去争取自己的工作权利。

56. 癫痫患者在求职中怎样表现自己？

在求职程序上，癫痫患者与其他人没什么不同，问题是在申请和面试的过程中，如何向聘用单位说明自己的病情，会对求职结果产生巨大的影响。在双方洽谈中，你的口才和语气直接影响用人单位对你病情的看法。如果你的语气带有歉意、犹豫、胆怯，会给用人单位带来担忧，使其担心你的病可能是一个很大的问题，从而对求职产生不利的影响；如果你的语气、表现轻松、自信，将有助于取得用人单位的信任和理解，让他感觉癫痫不是严重的问题，你的求职可能会有较好的结局。

为了在面试时有良好的表现，最好在面试前将你要说明

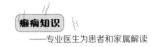

的问题与家人或朋友进行练习；对聘用单位可能的担忧提前进行分析，并做好解释的准备，重点放在你如何胜任工作，你的技能将为用人单位带来什么，而不要一味解释癫痫的问题。

57. 怎样帮助癫痫患者克服孤独感?

鼓励患者多参加集体活动，参与病友的聚会，进行经验交流等，建立患者自己的人际交往圈子，提高自身的社交能力。

58. 癫痫患者为什么不能饮酒?

酒精会降低癫痫的发作阈值，诱发癫痫发作。饮酒量越大，癫痫发作越频繁、越严重。酒精也能与一些抗癫痫药物发生化学反应，降低抗癫痫药物的效果，增加药物的不良反应。饮酒还可以使癫痫患者忘记规律服药，引起癫痫发作。

59. 癫痫患者能游泳吗?

水中运动对任何人都存在一定的危险性，对癫痫患者更是如此。癫痫发作难以预测，患者一旦在游泳时发作，后果可能非常严重。如果癫痫患者有意参加游泳，一定要征求医生的意见，要有朋友或亲属陪同。即使是癫痫发作控制良好的患者，也要在救生员在场的情况下才能进行游泳活动。

60. 癫痫患者能骑自行车吗?

癫痫患者不能将自行车作为交通工具或代步工具。癫痫发作的时间、地点是无法预料的，假如患者恰恰在公路上骑车时发作癫痫，对癫痫患者是非常危险的。如果仅仅将自行车运动作为娱乐休闲的体育活动，一定要戴头盔，选择没有机动车辆行驶的区域骑车。

61. 癫痫患者能参加身体接触性体育运动吗？

身体接触性的体育运动，意味着运动员之间会出现频繁的身体接触或冲撞，篮球、足球、冰球、橄榄球等即属于这类运动。对于发作控制良好、没有其他疾病的癫痫患者，参与这类运动只需要考虑运动员互相冲撞带来的危险，其他没有太多的限制。曾经有癫痫患者在这方面表现得非常优秀，例如，一名叫Alan Fanerca的癫痫患者，2006年在美国匹兹堡举行的第四届冠军杯职业足球赛中担任主力前锋；另一位叫作Chanda的女患者，于2006年在美国女子奥林匹克冰球队担任守门员。

62. 癫痫患者外出旅行时，需要做哪些准备？

由于癫痫发作的难以预测性，癫痫患者在外出旅行前，要做好充分的准备，以保证行程的安全。至少在出行前一个月，要向专业医生说明出行计划，咨询在旅行时需要注意的问题，补充抗癫痫药剂量。如果外出是癫痫患者生活中的一项常规内容，一定要与专业医生讨论，因为这会涉及癫痫治疗的选择和评价问题。

在出行前，要对所带的行李做最后检查，检查是否带上了抗癫痫药，药量是否足够。最好在行李中另备一份抗癫痫药，以防随身携带的药物丢失。另外，有必要随身携带一张

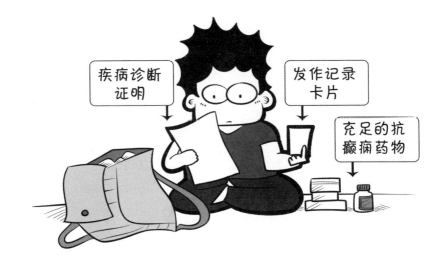

说明癫痫疾病的卡片，内容包括联系方式、癫痫发作时的救治概要。如果到国外旅行，尽量将卡片的内容翻译成所去国家的语言。

63. 精神压力对癫痫发作有什么影响？

精神压力有时可以成为癫痫发作的诱发因素，使癫痫发作增多。目前认为精神压力诱发癫痫发作有间接途径和直接途径。间接途径是精神压力通过干扰患者的睡眠，使患者疲劳、生活规律发生变化、忘记服药而引起癫痫发作；直接途径是患者处于精神压力状态下可能会出现恐惧、焦虑等精神反应，直接影响大脑的一些区域，使人体内的激素水平发生变化，从而影响脑电活动，降低癫痫发作的阈值，使癫痫发作增多。因此，癫痫患者要尽量保持轻松的精神状态。

64. 癫痫患者应如何合理面对癫痫存在的现实？

癫痫患者不但要应对现实生活中的压力，还要面对癫痫本身带来的种种挑战，如社会对癫痫的歧视、对癫痫发作的恐惧、癫痫药物的影响、生活中的各种限制（开车、工作、上学、娱乐休闲）等。特别是发作控制不好或新诊断为癫痫的患者，常存在巨大的心理压力，甚至产生焦虑和抑郁。

正确合理地面对癫痫尤为重要。其一，要准确了解癫痫的相关信息，这有助于正确地认识癫痫发作，避免错误的理解，接受癫痫存在的客观现实。其二，树立坚定的生活信念。如果癫痫患者对自己的能力和价值产生消极认识或过分的担忧，不仅不能解决问题，反而会给自己带来更大的压力。这种压力长期存在，对健康的影响要明显大于癫痫本身对患者的影响；而坚定的信念、平和的心态能抵制或减轻压力的影响。其三，多与其他癫痫患者交流，交换有益的生活、工作经验和体会，有助于平衡心理和加强对癫痫的真正理解。但是，也要注意这种交流中负面、虚假甚至有害的信息，尤其在使用抗癫痫药物方面，不可随意模仿他人。其四，不要将癫痫作为一个秘密深深地隐藏起来，对癫痫的保密虽能帮助你避开一时的尴尬，但也加重了你对癫痫的恐惧和担忧，越担心反而压力越大。

65. 睡眠与癫痫发作有什么关系？

睡眠和癫痫发作在很多方面相互影响，许多癫痫患者在睡眠紊乱或睡眠缺失的情况下发作明显增多；有部分患者仅在熟睡时出现发作；也有一些患者常常在早晨醒来时出现发作；还有一些患者在熟睡时发作自己却不知道，只是在醒来时感觉肌肉酸痛或舌头被咬伤。

基于上述情况，癫痫患者要保持规律、充足的睡眠，养成好习惯，不要熬夜；避免睡前4小时内喝茶、喝咖啡，或睡前1小时内吸烟；晚饭吃得太饱会影响睡眠，应该避免。另外，严重的打鼾或患睡眠呼吸暂停综合征也会干扰睡眠，引起癫痫发作。如果癫痫患者夜间鼾声很大或有呼吸暂停，应向医生说明，寻求解决的方法。对于总是在夜间发作的患者，医生可以通过适当改变抗癫痫药物的用法和服药时间，控制夜间发作。

66. 当孩子刚会走时，患癫痫的母亲如何保障孩子的安全？

当孩子刚学会走路时，患癫痫的母亲一定要了解家里哪些事对孩子是禁忌的；要考虑自己的发作状况；考虑自己发作时因出现意识混乱而可能造成的意外。下面提供一些建议，以供参考。

（1）如果在发作时会出现意识丧失，当你单独与孩子在家时，要锁上通往外面的门，关紧厨房和浴室的门。防止在你发作时，孩子走出丢失，以及厨房和浴室中的煤气、水电、刀具等对孩子造成伤害。

（2）如果家中有楼梯，最好在楼梯口安装门，以防在你发作时，孩子从楼梯上摔下来。

（3）电源插孔不用时贴上胶布，存放药品、锋利或尖锐器具及其他危险物品的抽屉和柜子要上锁。

（4）有条件的家庭，最好在家里或屋外营造一个能保障孩子安全玩耍的空间。

（5）当孩子学习梳妆时，要在梳妆台前为孩子放置一个儿童型的小凳。

67. 进入青春期的癫痫患者，需要增加抗癫痫药的剂量吗？

青春期是人的身体从少年向成人转变的时期，这时候人的身高、体重增加，同时伴有性别特征的发育。为了适应身体的这些变化，要在医师的指导下调整抗癫痫药物的剂量，使其有效地发挥作用。

68. 癫痫患者能恋爱、结婚吗？

癫痫患者与普通人一样是可以恋爱和结婚的。但恋爱过程中要严肃认真，在适当的时机可以客观地将自己癫痫的病情告诉对方，以便在日后相处的过程中得到恋人的理解和帮助。当两人已确立牢固的恋爱关系准备结婚时，需要了解有关性生活和生育方面的知识，结合癫痫发作的问题，选择合理的避孕方式并保障和谐的性生活。

69. 癫痫会给性生活带来哪些问题？

癫痫对男女患者性生活的影响是不一样的，其对女性患者通常影响不大，只是有些女性患者表现为性欲降低、不能达到性高潮，还有些女性患者在性交时出现疼痛。对于患有复杂部分发作的女性患者，可能有更多性生活方面的问题。而三分之一的男性癫痫患者有射精和勃起障碍，有性生活问题的男性应及时到泌尿外科就诊，寻求解决问题的办法。

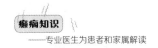

70. 为什么癫痫患者有性功能障碍时要向医生说明?

不少癫痫患者发现自己有性功能障碍,常常因为觉得难以启齿,而不向医生说明,甚至将这个问题作为秘密隐藏起来。其实这种做法是十分错误的。这不仅使问题得不到及时解决,还会加大患者的精神压力,使性功能障碍进一步加重。

除了癫痫以外,其他疾病也可以导致性功能障碍,如糖尿病、高血压、甲状腺疾病等。及时向医生说明性功能障碍的问题,有时甚至可以使一些可能存在的潜在疾病得到及时的诊断和治疗。

此外,向医生说明性功能方面的问题,医生还可以通过了解你的生活习惯、以往与性有关的体验、最近的精神压力和健康状况、性生活的详细情况等,采取恰当的措施,帮助你解决问题。

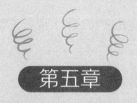

第五章

女性癫痫患者的特殊性

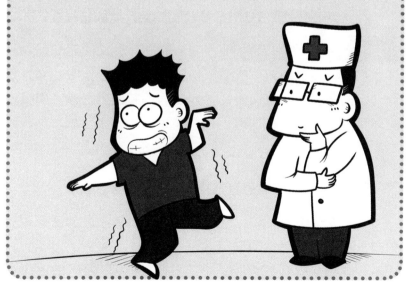

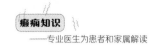

1. 女性癫痫患者的药物治疗应考虑哪些问题？

女性癫痫患者的用药也要服从癫痫治疗的基本原则，根据癫痫的发作类型和癫痫综合征的诊断选择药物。但女性癫痫患者，尤其是育龄期女性癫痫患者的治疗，在选择药物的时候除了要考虑癫痫诊断、药物疗效以及药物的不良反应外，还要考虑女性的特殊性。女性的特殊性包括药物是否会对女性的容貌造成影响；药物是否会干扰女性激素的分泌和代谢；药物是否会对女性的生育造成影响，比如药物的致畸性、服药期间哺乳对婴儿的影响等。女性患者应该就上述问题和医生进行充分的沟通，确定适合自己的最佳药物治疗方案。

2. 癫痫育龄期妇女抗癫痫药物的治疗原则是什么？

医生要尽可能找到既能控制癫痫发作，又能避免药物不良反应，对妇女和其后代造成伤害最小的治疗方案。女性患者应该充分了解抗癫痫药物治疗的利弊并做出选择。应该记住，医生是专业信息的提供者，而患者和家属要参与最终的决策。

3. 育龄女性癫痫患者选择药物时应注意什么？

对于新诊断的育龄女性癫痫患者，应与医生充分讨论药物治疗的风险后，再进行选择。

一些新型抗癫痫药物，不但对各种类型癫痫的治疗有效，且在致畸性、药物相互作用、对激素和内分泌的影响方面，不良反应较小，可以考虑使用。

4. 哪些抗癫痫药物有相貌上的不良反应？

目前的抗癫痫药物中，可导致体重增加的药物有丙戊酸盐、卡马西平、加巴喷汀；可导致体重下降的药物有托吡酯、唑尼沙胺；可导致多毛症的药物有苯妥英钠，丙戊酸导致的多囊卵巢综合征也可以导致继发的毛发增多；可导致齿龈增生的药物有苯妥英钠。

5. 月经初潮会使癫痫复发和加重吗？月经周期对癫痫有影响吗？

月经初潮与癫痫发作有关系。约四分之一的女性癫痫者，首次发作是在月经初潮时；至少三分之二的女性癫痫患者，月经初潮时发作加重，或表现出新的发作类型。

月经加重癫痫发作，在症状性癫痫中更为明显，不同癫痫发作类型和月经周期的不同时期相关。这与月经周期内雌激素和孕激素水平的变化有关，雌激素可能增加癫痫发作的敏感性。从月经前期开始，孕激素水平下降，雌激素和孕激素的比值逐渐上升，这一阶段为癫痫发作高峰期。月经来潮后10天，孕激素水平达到高峰，雌激素和孕激素的比值下降，这一阶段为癫痫发作的低潮期。有的患者在月经期前体内钠、水潴留，表现为手、足肿胀以及体重增加。月经前精神紧张也可以诱发癫痫发作。

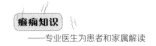

6. 癫痫和抗癫痫药物对月经周期有影响吗？

女性月经周期受很多因素影响，包括情绪、工作压力、身体健康状态、药物等。很多患者得知自己患有癫痫后，心理压力较大，导致月经周期紊乱。另外，丙戊酸盐也可以导致月经周期紊乱，增加多囊卵巢综合征的发病率。女性癫痫患者如果发现月经周期有变化，注意是否为使用的抗癫痫药物的不良反应。另外，还要排除其他疾病，如垂体瘤等继发因素。月经周期紊乱的癫痫患者应在医生的指导下调整抗癫痫药物，必要时做内分泌和影像学等检查，排除其他因素的影响。

7. 什么是月经期癫痫？

月经期癫痫一般是指在围月经期发生的癫痫，其可以发生在月经周期前、中、后。这类患者癫痫的发作与月经周期有明确的时间关系，部分患者往往在围月经期时发作频率增加。

8. 月经期癫痫发作增多怎么办？

目前，临床对月经期癫痫的处理还没有统一的认识。有的专家认为患者可以在医生的指导下，月经期前增加所使用的抗癫痫药物的剂量，或临时使用苯二氮卓类（即安定类）药物，如氯硝西泮。也有学者认为可以使用醋氮酰胺（乙酰唑胺）以减少发作。

9. 绝经对癫痫发作有什么影响？

绝经对女性患者癫痫发作的影响是一个相对复杂的问题。绝经意味着女性的卵巢停止工作、月经周期停止、体内雌激素、黄体酮等性激素水平下降。理论上，雌激素可以兴奋脑细胞，对癫痫发作有促进作用，而黄体酮则对癫痫发作有抑制作用。

然而，女性在绝经时体内这两种激素水平都下降，这就使预测绝经对癫痫发作的影响比较困难。事实上，一部分绝经后的女性患者发作增多，一部分发作减少，而大多数患者的发作在绝经前后没有变化。所以，女性患者不必对此过分担忧。

10. 女性癫痫患者绝经后能补充雌激素吗？

有些女性绝经后补充雌激素，用这种激素替代疗法能够预防骨质疏松，减轻女性绝经后潮热、多汗、心悸等症状。但长期应用雌激素，可增加患子宫和乳腺肿瘤的风险，同时也有增加癫痫发作的风险。患者最好找专业医生咨询，在详细了解情况的基础上，权衡利弊后再使用。

女性癫痫发作受内分泌影响较大。患者应注意寻找月经周期与自己发作频率变化的规律，以便医生据此调整治疗方案。

11. 女性癫痫患者所生的小孩会不会也患有癫痫呢？

关于癫痫的遗传问题，患者应在结婚和计划妊娠时向专业医生进行详细咨询，以确定自己所患的癫痫是否为遗传性

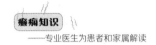

癫痫，并了解自己所患疾病遗传的风险有多大。

如果女性患者患有遗传性癫痫，后代患癫痫的概率会明显增加。但大部分癫痫并非遗传性癫痫，因此患者不必过分担心。普通人群的后代无诱因癫痫的发作概率为1%~2%。如果所患的是非遗传性癫痫，父母中一方有癫痫病史，其后代出现癫痫发作的概率比普通人群略高，大概为6%。所以，绝大多数癫痫患者的后代是没有癫痫发作的。

应该注意的是，癫痫的病因不同，导致后代患癫痫的概率不同。比如，结节性硬化所致的症状性癫痫，因为结节性硬化本身属于常染色体显性遗传病，其后代有50%的可能患结节性硬化，出现症状性癫痫的概率也就会明显增加。

12. 患癫痫的女性在妊娠前能停用抗癫痫药物吗？

这是一个比较复杂的问题。妊娠期间停用抗癫痫药，可

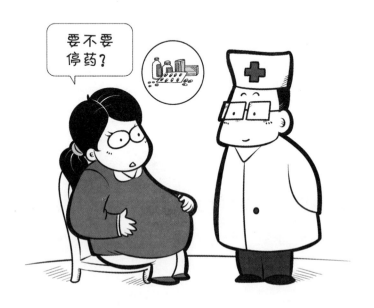

以减少药物对胎儿的不良影响。对于持续多年没有发作的妇女，妊娠前可以考虑缓慢停用抗癫痫药物，但必须得到医生的许可。应当注意的是，停用抗癫痫药会大大增加癫痫发作的风险。

癫痫发作对母亲和胎儿都是危险的，尤其是全面强直-阵挛发作能使母亲出现意识障碍、跌倒，引起胎儿缺氧，造成流产和胎儿死亡。因此，对大多数患癫痫的妇女来说，妊娠前和妊娠过程中不宜停用抗癫痫药物。

13. 避孕药与抗癫痫药会发生相互作用吗？

避孕药中含有激素，这些激素与一些抗癫痫药之间可能会发生复杂的相互作用。有些抗癫痫药能影响避孕药的效果，使避孕失败；还有的可能增加避孕药的不良反应。因此，患者在服药前仔细阅读药物说明书是十分重要的。另外，可以将所服避孕药的说明书转给医生，以便医生协助判断药物间的相互作用。

14. 女性癫痫患者应如何避孕？

避孕有几种方式：安全期避孕、体外排精、屏障避孕、口服药物和宫内节育器避孕。这几种方法，癫痫患者都可以选择，但尽可能避免口服紧急避孕药避孕（事后避孕），因为突然的内分泌环境变化可能增加癫痫发作的风险。使用药物避孕时，应当详细向医生咨询避孕药和抗癫痫药物之间是否有相互作用。

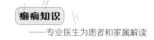

15. 女性癫痫患者采用药物避孕应该注意哪些问题?

药物避孕由于其方便、易行、避孕成功率高,在当今社会的应用越来越广泛。但对于癫痫患者来说,口服激素类避孕药应注意抗癫痫药物与其的相互影响。需要特别注意的有以下两种可能的后果。

(1)避孕失败导致意外妊娠。

(2)癫痫发作恶化。

16. 如果女性癫痫患者正在服用有肝酶诱导作用的抗癫痫药物,应该如何避孕?

如果女性癫痫患者正在服用抗癫痫药物,应咨询医生所服的抗癫痫药是否为肝酶诱导剂。若答案是肯定的,在选择激素类口服避孕药时,应注意调整剂量,或使用其他避孕方法。

17. 口服激素类避孕药对抗癫痫药物有哪些影响?

主要受口服避孕药影响的抗癫痫药物是拉莫三嗪。口服避孕药中的孕激素会导致拉莫三嗪的血药浓度下降,从而导致癫痫发作增加。

18. 癫痫患者可以结婚吗?

一般来说,绝大多数癫痫患者可以正常结婚、生育。而婚前坦诚的沟通,双方对癫痫疾病本身正确、充分的认识,对婚后的生活十分重要。

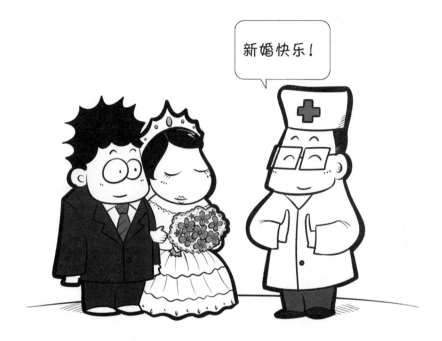

新婚快乐！

19. 女性癫痫患者能妊娠吗？

大部分患癫痫的妇女和其他妇女一样，是可以妊娠的，但要关注自己的发作类型和发作频率，发作时是否出现跌倒、意识丧失、发作前有无预兆等，以判断妊娠期间是否安全。患者应依据自己的实际情况，采取必要的预防措施，以防妊娠期间的发作对自身和胎儿造成伤害。

有些患癫痫的妇女在妊娠期间的发作频率会出现变化，要及时向专业医生咨询，寻求解决办法。另外，妊娠期间抗癫痫药物的血药浓度可能降低，增加癫痫发作的风险；分娩后抗癫痫药的血药浓度升高，又可能会增大药物的不良反应。

因此，妊娠期间和分娩后6个月内定期监测抗癫痫药物的血药浓度是十分必要的。女性癫痫的治疗有一定的特殊性，

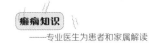

育龄期女性在选择抗癫痫药物时，应当就目前的月经状况、婚育计划等与医生充分沟通，以便在医生的帮助下制订合适的治疗计划。

20. 癫痫会影响生育能力吗？

生育能力受多方面的影响，如心理压力、药物使用情况、社会压力等。绝大多数癫痫疾病本身并不会对生育能力造成影响。但是，部分癫痫（如颞叶癫痫）患者可能会出现性欲的改变。另外，患者使用的抗癫痫药物有可能会对性功能造成影响，如托吡酯、卡马西平。

21. 癫痫患者为什么要把妊娠计划提前告诉医生呢？

把妊娠计划提前告诉医生，主要是出于对孕妇孕期安全和胎儿安全的考虑。一般来说，在妊娠早期，一些药物可能

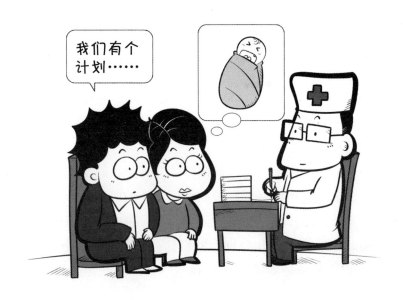

会导致胎儿畸形。而且，患者妊娠后体内激素水平的变化，也可能会影响抗癫痫药物血药浓度的稳定性。在妊娠前和医生讨论，医生可以在治疗药物的选择和剂量上进行必要的调整，有利于胎儿的安全。

22. 备孕的女性癫痫患者在抗癫痫药物治疗上需要考虑哪些问题？

备孕前，患者应该与医生充分沟通，尽可能在妊娠前优化治疗，其内容包括：

（1）重新评估癫痫的诊断：是否为癫痫发作，是什么类型的癫痫发作，是什么原因导致的癫痫发作，是哪一种癫痫综合征。

（2）在抗癫痫治疗前后，评估发作的频率和严重程度有无变化，有何诱因，发作规律。

（3）尽可能详细地记录怀孕前的病程和治疗经过。

医生根据上述情况考虑目前的抗癫痫药物对患者和胎儿是否为最佳选择，有无更换治疗方案的必要，大概需要多长时间的过渡期。

23. 女性癫痫患者能生出健康的宝宝吗？

普通人群中，2%~3%的育龄期女性可能会生出有健康缺陷的小孩，这个概率在使用抗癫痫药物治疗的女性癫痫患者中为4%~6%。如果癫痫患者怀孕时使用多药联合治疗，该概率还会更高。胎儿是否会出现出生缺陷，受很多因素的影响，包括药物、遗传、环境等。总体来说，女性癫痫患者生个健康的宝宝的概率在90%左右。

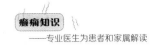

24. 妊娠期间怎样知道胎儿出生后是否会患癫痫?

目前,还没有办法可以预知胎儿是否会患有癫痫。国内孕前检查主要针对常见的严重胎儿畸形和染色体疾病,如21-三体综合征等,针对癫痫遗传基因的检测较少。而B超检查也只能检测出较明显的胎儿结构畸形。目前,对于微小的胎儿畸形以及神经系统的发育程度尚无有效的评估手段。

25. 患癫痫的孕妇如何保护胎儿的安全?

生一个健康的宝宝是天下母亲的共同愿望。由于癫痫的发作类型不同,其对孕妇的影响也不同。为了保护胎儿的安全,有的孕妇需要对生活做出较大调整,而有的孕妇则无须进行调整。因此,患癫痫的女性在妊娠后应请教医生,让医生帮助分析癫痫发作的类型和可能存在的风险,以采取相应的对策。根据医生的建议,患者要选择合理的生活方式,保证充足的睡眠、平衡膳食、适量运动。在妊娠期间,孕妇能为胎儿做的最有意义的事情就是照顾好自己,并同时与神经科医生和妇产科医生保持密切的联系,随时向他们汇报自己的情况,以便发现情况及时调整。

26. 什么时候用药对胎儿正常发育影响最大?

一般来说,孕早期,也就是妊娠的前3个月是胎儿神经管发育成型的关键时期,此期用药对胎儿的影响最大。

27. 抗癫痫药会使胎儿畸形的概率增加吗？

原则上讲，任何抗癫痫药物都不是百分之百安全的。由于研究方法和观察人群的不同，胎儿畸形发生率的报道差异较大。单就胎儿畸形发生的概率来说，不同报道的差异有20倍之大。没有服用药物的癫痫女性患者与普通女性所生胎儿的畸形概率基本相同，或略高1%～2%；抗癫痫药物单药治疗，胎儿畸形的风险比普通人群出现的概率略高，不足2倍；使用丙戊酸盐类单药治疗，胎儿畸形的风险增加；多药联合治疗较单药治疗出现胎儿畸形的风险更高。

28. 妊娠期间服用抗癫痫药是否会影响胎儿出生后的智商？

癫痫发作和抗癫痫药物对癫痫妇女所生的孩子在认知上的影响目前还不明确。目前认为产妇本身的智商（IQ）对孩子的智商有重要影响。服用抗癫痫药物的孕妇，其子女的智商是否降低，目前还没有足够的证据及报道。

29. 癫痫患者在什么情况下才能在妊娠期前减、撤药？

某些女性想要避免抗癫痫药对胎儿的影响，因而准备在妊娠期前开始减药。妊娠期前撤药需要考虑：

（1）至少2年以上无发作。但应注意即使长时间无发作，在妊娠后也有复发可能。

（2）预估减、撤药后可能会导致发作，但是发作不会对患者和胎儿造成伤害，如不会出现全面性强直-阵挛发作。

（3）患者应该充分和医生沟通，了解减、撤药和复发对

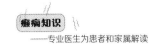

自身和胎儿造成的影响及风险，慎重决定是否减、撤药。

女性癫痫患者应在计划妊娠前与医生讨论治疗计划，预留足够的药物调整时间，切不可轻易减、停药，以免对患者本身造成严重影响。

30. 女性癫痫患者在妊娠期间为什么要补充叶酸？

目前认为，叶酸有助于预防严重的先天性畸形，尤其是神经管缺陷。叶酸水平降低会增加自发流产和胎儿畸形的风险。在癫痫患者中，补充叶酸是否可以降低胎儿畸形的发生率以及哪些抗癫痫药会影响叶酸代谢尚存争议。但是，目前普遍认为应该及时补充叶酸。

31. 女性癫痫患者如何补充叶酸？

目前的建议是：有生育要求的妇女，无论是否患有癫痫，都应服用叶酸补充剂至少0.4mg/d。对于癫痫患者，一般建议每日叶酸服用量不超过5mg。通常从他们停止避孕开始持续服用，直至妊娠12周结束。平时注意补充叶酸含量高的食物，包括绿色叶菜类蔬菜、早餐麦片和糙米等。

32. 癫痫患者妊娠期间在饮食上应注意什么？

癫痫患者在妊娠期间的饮食与普通孕妇的饮食没有明显差别，应注意保证蛋白质、维生素的摄入，以满足胎儿发育的需要。尤其应该注意补钙，因为低钙本身可以增加神经元的兴奋性，诱发癫痫发作。

33. 妊娠期间，患者的癫痫发作是否会发生变化？

大多数癫痫患者妊娠后与妊娠前的癫痫发作形式相同。少数女性在妊娠期癫痫病情出现变化，发作可能增加或减少。发作频率和严重程度在同一患者的不同妊娠时期各不相同。目前还没有足够的证据表明，妊娠期间患者出现癫痫持续状态的风险会增加。

34. 妊娠期间癫痫发作恶化的主要原因有哪些？

妊娠期间癫痫发作加重，往往是由于患者服药依从性差以及与妊娠相关的血药浓度下降、睡眠剥夺、疲劳、孕早期的呕吐、内分泌改变和心理因素等引起的。

35. 妊娠期间抗癫痫药物的剂量是否需要调整？

妊娠期间抗癫痫药物的血药浓度下降是发作加重的重要因素。妊娠期间，孕妇受血容量增加、代谢加快、激素水平变化、血浆蛋白浓度降低等因素的影响，体内有些药物的血药浓度降低。所以，妊娠期间有条件者应注意监测血药浓度，必要时应当调整药量，以确保血药浓度的稳定。当然，这些一定要在医生的指导下进行。

36. 妊娠期间发作是否会对胎儿造成影响？

一般来说，短暂的癫痫发作如肌阵挛、失神和局灶性发作对胎儿影响不大。但长时间的发作，尤其是全面性强直-阵挛发作，可能对胎儿造成不利影响。癫痫发作对胎儿的影响来自于外伤、缺氧，如乳酸性酸中毒、心动过缓。另外，妊

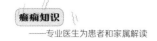

娠期间母亲的全面性强直-阵挛发作与婴儿的认知障碍有关。所以，按时服药，确保妊娠期间癫痫发作得到有效控制十分重要。

37. 如果妊娠期间癫痫发作，是否应该马上看医生？

患者妊娠期间如果出现癫痫发作，尤其是全面性强直-阵挛发作，应该尽早就诊。一方面请医生帮助寻找诱发癫痫发作的原因，明确是否需要调整抗癫痫的药物治疗方案；另一方面，应该请产科医生帮助检查，以确认胎儿的安全。

38. 癫痫专科医生和产科医生应在癫痫患者妊娠期间做哪些处理？

女性癫痫患者在妊娠期间和分娩之后应及时就诊，以确保癫痫专科医生、产科医生之间有良好的沟通，增加专业的产前筛查和妊娠期抗癫痫药的监测。大部分的神经管缺陷可以在20周时应用高分辨率超声检测。常规筛查羊水中的 α-甲胎蛋白，对监测胎儿是否存在发育异常也有参考价值。

女性癫痫患者妊娠期间应该将自己的病情和所使用的药物与产科医生和B超检查的医生详细沟通，争取对胎儿畸形做到早发现、早处理。

39. 女性癫痫患者应该选择自然分娩还是剖宫产？

目前尚无充分证据证明剖宫产胎儿比自然分娩胎儿更加健康，也没有证据表明女性癫痫患者不宜进行自然分娩。我们建议，孕妇在分娩前应该将癫痫的详细病史真实、详细地告知产科医生，以便在分娩过程中出现癫痫发作时，医生能

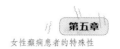

够及时做出判断，采取正确措施。

40. 癫痫女性分娩时会比普通人更加危险吗？

目前没有充分的证据表明癫痫女性患者发生先兆子痫、妊娠相关高血压及自发流产的风险会增加。但是建议有癫痫发作危险的孕妇，最好在具备孕产妇和新生儿复苏条件、技术与设备的医院分娩。

41. 妊娠期癫痫发作与子痫有什么区别？

既往患有癫痫的女性，妊娠期间可能出现发作，这与妊娠晚期出现的抽搐（即子痫）在临床上的表现有类似之处。二者都有可能出现抽搐，但病因和治疗有本质的不同。子痫是由于全身小动脉痉挛所致，治疗以硫酸镁解痉为主；而癫痫则不同，需要使用抗癫痫药物。所以，患者不应隐瞒自己的病情，以便在出现发作时，医生可以及时地进行诊断和鉴别诊断，做出正确的处理。

42. 婴儿出生时应做哪些特殊处理？

目前针对这个问题还没有肯定的答案。有专家认为，患有癫痫的孕妇服用肝酶诱导剂类抗癫痫药物时，如卡马西平、苯妥英钠等，其胎儿出生后有患出血性疾病的风险。

因此建议，一定要在专科医生的指导下，母亲至少在分娩前1个月，口服促凝血药维生素K_1和/或婴儿出生时接受维生素K_1 0.5~1mg，肌内注射。然而，对维生素K_1的不良反应和可能涉及的风险，目前还没有相关报道，使用前慎重考虑。

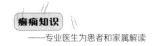

43. 女性癫痫患者的不良围生期预后有哪些?

根据美国癫痫学会的调查结果,母亲服用抗癫痫药物后:①分娩的新生儿出生体重过低的风险可能增加2倍;②可能导致第1分钟新生儿Apgar评分过低;③围生期死亡的风险没有大幅的增加;④对于其他围生期情况,如呼吸窘迫、胎儿宫内发育迟缓和入住新生儿重症监护病房的相关数据不足,尚不能得出确切结论。所以,出于安全考虑,患有癫痫的女性在分娩时应尽可能选择有妇产和新生儿抢救条件的医院。

女性癫痫患者在妊娠期间,应关注自己的发作频率和抗癫痫药物血药浓度的变化,以便及时调整药物剂量;并应与癫痫专科医生和产科医生进行坦诚的沟通,及时就诊,尽可能保证孕妇和胎儿的安全。

44. 女性癫痫患者是否可以对孩子进行母乳喂养?

一般来说,由于母乳中含有宝贵的抗体和优质蛋白,是最好的婴儿食品。母乳喂养是为婴儿的健康成长和发育,提供所需营养物质最理想的方式。

但是,女性癫痫患者目前所服用的抗癫痫药物可以少量存在于乳汁中。对于服用抗癫痫药的女性,需要权衡母乳喂养的好处和药物传输给胎儿的潜在风险,在充分咨询医生后,再做出是否母乳喂养的决定。

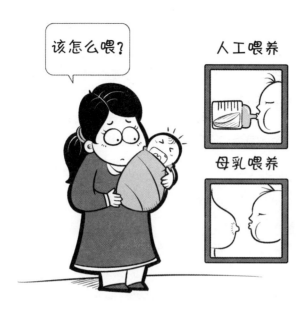

45. 正在服用抗癫痫药物母亲的母乳会对婴儿造成严重影响吗？

部分正在服用抗癫痫药物的母亲在进行母乳喂养时，由于婴儿接触含某些抗癫痫药物的乳汁，可能会出现与药物相关的不良反应。许多专家警告，在2岁以下的儿童中，由于某些抗癫痫药物，尤其是传统抗癫痫药物存在潜在重度脏器损害，母亲在哺乳时应慎重。

46. 服用抗癫痫药的女性母乳喂养，对婴儿影响的因素有哪些？

对婴儿的影响取决于：

（1）母乳中的药物浓度和婴儿摄入的母乳总量。

（2）不同药物在体内的代谢特点，有些药物代谢较慢，可能在体内蓄积，使婴儿出现昏睡、嗜睡或烦躁不安和激动等症状。

（3）服药与母乳喂养的时间关系，即母亲在服药后多久给婴儿喂奶，是在血药浓度高峰期还是低谷期时喂奶。

47. 癫痫患者在母乳喂养过程中，应该注意那些问题？

患者服用不同抗癫痫药后，其体内血药浓度达到高峰的时间不同。应避免在母体血药浓度高峰期哺乳，尽可能使婴儿的药物暴露减少。

正在哺乳的母亲不应突然停药，因为不但自身可能会出现发作，还可能导致婴儿出现戒断症状。婴儿抗癫痫药的撤药症状有烦躁、失眠、出汗等，撤药还可能使婴儿癫痫发作的风险增加。

家长应注意观察婴儿服药后有无不良反应，如烦躁、易激惹等。对婴儿定期体检以观察有无血液系统和肝功能异常。

48. 分娩后女性癫痫患者能单独照看孩子吗？

对所有妇女来讲，生孩子都是一个重大事件。女性生产后生活会发生巨大的变化，特别是产后前几个星期。产妇感到一片混乱，毫无头绪。每位产妇都要面临睡眠紊乱、过度劳累及体内激素水平的变化，这些都是促使癫痫发作的危险因素。

因此，患癫痫的产妇，如果条件允许，最好不要单独照看孩子，可以请其他家庭成员协助，以减轻压力，获得更多的休息机会。

49. 患癫痫的母亲照顾婴儿时有哪些注意事项?

在照顾婴儿的过程中,女性癫痫患者应该注意以下几个方面的内容。

(1)避免卧位姿势哺乳,以免在喂养过程中突然发作,导致婴儿窒息。

(2)母乳喂养过程中,尽可能去除(远离)家居环境中的危险因素:如喂养时不接近热水、煤气炉、电源等,以免发作时造成不必要的危险和损伤。

(3)尽量不反锁房门,以免发作后,他人无法进入房间进行帮助和抢救。

50. 女性癫痫患者分娩后,是否应该调整药物剂量?

对于在怀孕期间增加了抗癫痫药物剂量的患者,分娩后应该及时进行抗癫痫药物的调整,以免由于血药浓度过高而

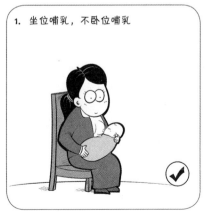

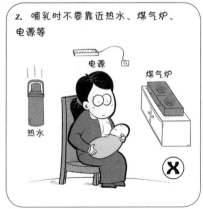

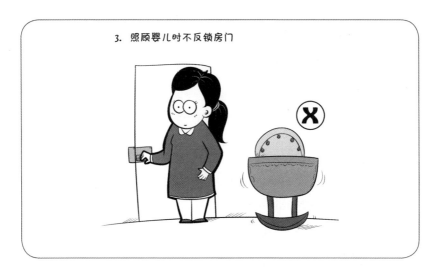

3. 照顾婴儿时不反锁房门

导致毒性反应增加。另外，母性体内较高的血药浓度物也对哺乳的婴儿有毒性作用。建议在参考血药浓度的基础上，循序渐进地减少抗癫痫药物的剂量。

51. 癫痫患者分娩后在情绪管理上应注意哪些问题？

产妇分娩后无论心理上还是生理上，都需要进行重大的调整。加之照顾婴儿所带来的疲倦和劳累，往往会出现情绪波动，有的产妇甚至会罹患产后抑郁症。

对于癫痫患者来说，长期疾病的困扰以及社会舆论的压力使其出现抑郁的概率较普通人群高。所以，争取家人的理解、及时寻求医生的帮助，有助于癫痫患者渡过这一重要时期。

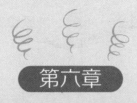

第六章

儿童癫痫的诊断和治疗

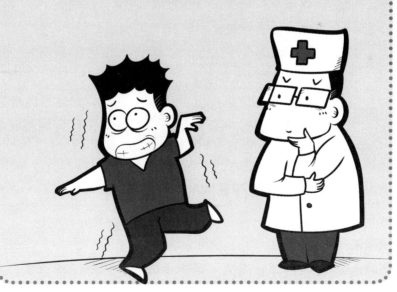

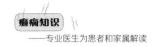

1. 癫痫患病有性别、年龄、种族和地区的分别吗?

有些家长看到自己的孩子患有癫痫，认为孩子与众不同，甚至认为是"鬼神附体"，采用民间迷信的做法或巫术为孩子驱邪、招魂等，有害无益。其实，癫痫是一种常见病、多发病，"不分贵贱，不分种族"，不同性别、年龄、种族和地区的人群都可发生，只是发病率不尽相同。

2. 癫痫会不会遗传给孩子?

不是所有的癫痫都能找到遗传因素的作用。常常有家长说："我们家祖宗几代都没有癫痫。"一般来讲，仅有部分癫痫确定有遗传倾向，如特发性癫痫的发生与遗传因素相关。但是，真正从父母传到子女的概率较小。目前，只有极少数的癫痫病例有明确的遗传史。

癫痫不一定都是先天遗传的，只是与遗传因素相关。有些有遗传倾向的特发性癫痫，比较容易治疗，并且预后较好。相反，后天获得性癫痫，如外伤、脑炎后遗症所致严重脑损伤所引起的症状性癫痫，病情相当顽固，且可能发展成为难治性癫痫。

3. 影响患癫痫孩子智力的因素有哪些?

癫痫对孩子的智力有影响吗? 这是所有癫痫患儿的家长都非常关心的问题。

影响癫痫患儿智力的因素很多。首先与病因有关，有些

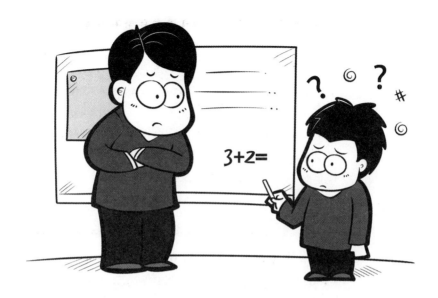

癫痫合并有大脑发育不良，还有一些属于先天代谢异常性疾病，患者常常合并智力低下。不同类型的癫痫对智力的影响也不同，大田原综合征、婴儿痉挛的患儿绝大多数合并智力低下，Lennox-Gastaut综合征的患者也常合并智力低下，而儿童良性癫痫、儿童失神癫痫很少合并智力低下。

发病年龄越小，影响智力发育的可能性就越大。1岁以内发病对儿童智力的影响也许更大；一般9岁以后发病的且病情呈非进行性进展的癫痫，对智力的影响较小。

癫痫患儿发作越频繁、单次癫痫发作持续时间越长，智力低下的发生率越高。大量长期服用抗癫痫药物，其不良反应可能影响患儿的智力。正确合理的抗癫痫药物治疗对儿童智力影响很小。癫痫经过治疗后，如果发作很快得到控制和减轻，智力的发育也能得到改善。

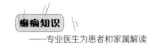

癫痫知识
——专业医生为患者和家属解读

4. 为什么儿童容易得癫痫?

儿童作为一个不断生长发育的个体,脑发育由不成熟到成熟,其生理、解剖、生化等方面都处于不稳固时期,神经系统的不稳定性和脆弱性使其容易受外界环境影响。"不成熟脑"的神经元数目不稳定,神经网络不健全,神经递质释放不平衡,导致"不成熟脑"易受损伤,对外界环境刺激易感和易惊厥。所以,癫痫容易发生于儿童。

各种原因导致的脑损害,几乎都集中在婴幼儿期显现症状,如以癫痫为首发或主要症状的遗传代谢性疾病、围生期损伤、先天脑发育异常与畸形等。

最新国际癫痫研究结果发现,儿童癫痫的局灶定位、癫痫异常放电扩散及引起癫痫的病因,都有年龄依赖性。癫痫的起病与年龄有密切关系,多数癫痫综合征是有年龄依赖性的。有很多的癫痫综合征及特定的发作类型仅见于儿童,如婴儿痉挛症等。即使是成人癫痫,起病年龄在15岁以下者也接近50%。

5. 儿童癫痫主要有哪些特点?

(1)患病率高。

儿童癫痫患病率较成人高,60%的患者起病于儿童时期。

(2)多样性。

一个患儿可有几种不同类型的癫痫发作。

(3)易变性。

有些儿童的癫痫发作变幻无常,在不同年龄时期可有不同类型的发作，称为"年龄依赖性癫痫"。

（4）不典型性。

儿童癫痫常有变异，如发作性呕吐、痴笑、原地转圈等，都可能是儿童癫痫的特殊表现形式。

（5）易诱发性。

儿童在不良因素（如发热、兴奋、疲劳、暴饮暴食等）影响下容易发作。

（6）智力及性格改变。

儿童癫痫未经系统规律的治疗，发作频繁，尤其是大发作或出现癫痫持续状态，长期不能控制者，智力和性格的改变比较明显。患儿表现为智能低下、呆傻、迟钝、幼稚、言语不清、沉默寡言、孤僻或暴躁等。

（7）性别、发病年龄及发作类型。

儿童癫痫的发病一般男多于女，以0～1岁幼儿发病最多。而且，年龄与发作类型也有密切关系，如婴儿痉挛症几乎多发作在1岁内；运动性发作在6岁内；失神发作多在3～13岁，6～7岁为高峰，近2/3为女孩。其他各型癫痫的首发年龄也多在10岁内。新生儿癫痫往往呈局灶"微小发作"，年长儿往往抽搐明显，局灶性发作可泛化至全面性发作。

（8）预后特点。

儿童大脑可塑性强，也容易受到损伤，经积极正规治疗后，脑功能较成年人容易恢复，或受损部位的脑功能由其他未受损部分代偿。约70%的癫痫儿童经过规范的药物治疗后，预后是良好的，能够达到控制发作的目的。

儿童癫痫的预后与病因和综合征类型密切相关。绝大多数儿童特发性癫痫的疗效可能较好。部分难治性癫痫综合

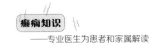

征，例如婴儿痉挛症、Lennox-Gastaut综合征等预后较差。

6. 新生儿癫痫的临床表现有哪些特点？

新生儿癫痫微小型发作的临床表现不明显，可表现为以下一种或几种：口-颊-舌运动，伴或不伴眼球震颤的强直性眼球偏斜，反复出现的眼睑眨动、流涎、吸吮动作，四肢呈现踏车样运动，还可有呼吸频率的改变或呼吸暂停等。这些不正常的表现很容易被家长所忽视。

7. 什么是儿童良性癫痫？

癫痫还有"良性"这样的说法吗？儿童良性癫痫也称良性局灶发作性癫痫，属于儿童特有的一种类型，只发生在小儿某一特定的发育时期，且并非器质性脑部疾病所致。多有明显遗传因素，癫痫发作多能自行缓解，患者发作间歇期活动正常，多没有智力缺损，一般生长发育不受影响。脑电图都具有一定特征性，能自行缓解或抗癫痫药治疗效果较好，是预后良好的一类癫痫综合征。

8. 伴中央颞区棘波的儿童良性癫痫综合征具有哪些特点？

（1）多发生在3～13岁，以5～10岁为多，3岁前及12岁后少见，一般在15岁前停止。

（2）大多数发生于睡眠中，多为刚入睡时或晨醒前易出现发作。

（3）发作特点为一侧面肌强直或阵挛、流涎，少数为躯干感觉症状。如一侧的面颊、齿龈、舌或唇等感觉异常，偶尔可扩展到面部和上肢，患者意识存在，语言暂停，发作持续时间短，发作频率不一。

（4）神经系统检查无异常，智力多数正常。

（5）典型的脑电图发作间歇期表现为中颞区及中央区有棘慢复合波。因棘慢复合波常与年龄及醒觉水平有关，又以睡眠时为多。临床怀疑本病时，宜做长程睡眠监测。

（6）儿童良性部分性癫痫有很强的自愈性，一般均在青春期前缓解。有些家长将良性癫痫理解为可以不需要治疗而自行痊愈的癫痫。如仅有一次发作，不需治疗；某些患者虽有两次以上发作，但间隔时间很长，也不一定需要立即用药。但如果患者发作频繁、发作持续时间过长、发作次数过多等，应积极治疗，不能存侥幸心理。

9. 什么是儿童失神癫痫？

儿童失神癫痫（CAE）是在儿童期起病，以典型失神为主要发作类型的特发性全身性癫痫综合征。在16岁以下的儿童中，它的年发病率为1.9～8/10万，占儿童癫痫的2%～10%，占学龄期儿童癫痫的8%～15%。

儿童失神癫痫起病年龄在4～10岁，发病高峰在5岁左右，少数患儿起病年龄可早至2岁。发作表现为突然的动作停止、眼神呆滞，持续数秒至1～2分钟，骤然结束，孩子不会出现跌倒。发作停止后孩子会继续发作之前的动作，但对发作的那一段时间记忆空白。发作后无嗜睡或精神恍惚，一天可发作数十次至数百次不等，也许天天发作。儿童失神癫痫发作和一般发呆不同的是，不会因为我们拍他或叫他而马上做出反应。

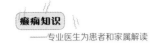
10. 引起儿童失神癫痫发生的原因有哪些呢?

遗传因素在儿童失神癫痫的发病中起重要作用。有研究报道,15%～44%的儿童失神癫痫患儿有癫痫家族史,可能为常染色体显性遗传伴年龄依赖性外显,或为多基因遗传。7%～30%的患儿有围生期合并症、头部外伤、中枢神经系统感染等病史,但这些获得性因素在发病中的作用并不明确。

儿童失神癫痫的发作诱因有过度换气、情绪因素和注意力改变等。脑电图检查过度换气诱发试验阳性,出现典型的3 Hz棘慢复合波,可以帮助诊断。

儿童失神癫痫的远期预后良好,多数发作在起病后2～6年内完全消失。仅有不足3%的患者成年后发生全面性强直-阵挛发作,但发作稀少,使用药物治疗后容易控制。目前,丙戊酸、拉莫三嗪或乙琥胺等,对儿童失神癫痫有良好效果,可控制80%以上的失神发作,一般发作完全控制后2～3年,可以逐渐减量至停药。

儿童失神癫痫往往容易被家长忽略,孩子仅仅表现为发呆,学习时注意力不集中,学习成绩下降等。往往经过很长时间,家长才发现异常。如果家长发现孩子发呆时,叫喊或打手势都无法轻易打断其发呆状态,应该引起高度警惕和重视。失神发作如未能及时控制或停药过早,可合并全面性强直-阵挛发作。

11. 儿童癫痫发作有哪些形式和表现?

儿童癫痫发作形式多种多样,基本上可以分为全面性发作和局灶性发作两类。另外,还有一些发作形式无法判断是全面性发作还是局灶性发作。

全面性发作包括全面强直-阵挛发作、失神发作、肌阵挛发作、阵挛性发作、强直性发作及失张力发作。有些患者可以存在一种以上的发作形式。

全面性发作一般突然发生，发作时患者意识丧失，双眼凝视，对他人呼唤无反应，可出现四肢抽搐或四肢强直。

局灶性发作又称为部分性、局限性发作。国际抗癫痫联盟1981年将其分为两类，一类称为单纯部分性发作，另一类称为复杂部分性发作。

单纯部分性发作根据发作时的主要表现又分为运动性发作、感觉性发作、自主神经性症状发作及精神性发作。

运动性发作表现为某一上肢或下肢的抽搐，或表现为面部肌肉抽搐，还有患者表现为半侧身体抽搐，发作开始时患者意识存在，不能控制自己的肢体抽搐。在身体局部抽搐一段时间后，转变为全身性抽搐，伴有意识丧失。

有些单纯部分性发作的患者发作时，仅表现为突然发生的感觉异常，不一定有抽搐。还有些单纯部分性发作的患者发作时，仅表现出自主神经症状或精神症状。

复杂部分性发作的临床表现比单纯部分性发作要复杂得多。发作过程中有两种以上单纯部分性发作的表现，患者意识不丧失或仅部分丧失，对外界刺激能有简单的反应。例如对疼痛能躲避，能对别人的问话做出"哼""唉"的简单答应，但不能正确完整的回答。

与成人相比，痉挛发作常见于婴幼儿。肌阵挛、失张力、肌阵挛失张力、典型或不典型失神发作更易见于儿童患者。儿童患者的症状经常不典型，无法描述有无发作前先

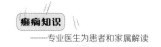

兆，需反复观察并结合视频脑电图，才能做出发作类型的判断。

12. 儿童强直性发作有哪些表现？

癫痫强直发作的特点是突发骨骼肌持续而强力的收缩。患儿发作时意识丧失，肢体固定在某种姿势状态下，持续数秒钟或更长时间。常伴有口唇或面部发绀。颈部和面部肌肉的强直性收缩，引起颈部屈曲或后仰，眼睑上提，眼球上视。严重时可见肩部抬高，上肢外展、上举，呈半屈曲位，下肢伸展或屈曲，躯干伸展，站立时发作常引起患儿向前跌倒。

双侧的强直性发作可有轻度不对称。轴性强直发作时头、颈和躯干呈伸展性强直，多见于儿童癫痫。

强直发作过程中，常伴有呼吸深度和频率的改变，心动过速或过缓，瞳孔扩大，面色潮红等自主神经症状。

短时的强直发作后患儿反应略迟钝，但持续时间较短，可较快恢复正常。发作程度较重或持续时间较长的强直性发作，发作后可有困倦或嗜睡。

强直发作易造成患儿跌伤、烧烫伤或其他意外，家长应特别注意保护。

13. 儿童肌阵挛性发作有哪些表现？

肌阵挛性癫痫发作，表现为全身或某一肢体发生快速如闪电样有力的收缩，引起肢体、面部或躯干快速的"电击状"抽搐。抽搐多单一，有时也可为连续的发作。抽搐时肢体伸屈均可，动作幅度大小不一；上肢抽搐时可将手中持物甩出，头部抽搐可表现为用力"点头"，可引起患儿跌倒并摔伤。

应该特别注意的是，肌阵挛并非仅见于癫痫患者，在其他一些疾病中也可见到。正常儿童在入睡后可见到肢体轻微的抽搐，表现为手指、前臂或肩膀微微地动一下，明显时全身动一下，有时甚至能惊醒，这种情况称为夜间肌阵挛，同步脑电图检查无癫痫样放电表现，不能诊断为癫痫。

孩子站立和行走时肌阵挛性发作，表现为突然跌倒在地。坐位时发作可从椅中弹出。上肢肌阵挛时，可见猛烈击打，敲桌子或掷出所握物体。下肢肌阵挛时，会忽然踢到家具，或在下楼梯时脚碰台阶而致摔伤。

14. 儿童阵挛性发作有哪些表现？

癫痫阵挛性发作常见于低龄儿童，以新生儿和婴儿多见。发作最先表现为意识丧失，继之肢体及躯干有节律地连续抽搐，伴唇面发绀，发作持续时间长短不等，抽搐频率逐渐减慢，最后停止。发作时间短者，意识能较快恢复；时间长者可有意识模糊；发作严重者，出现昏迷状态，伴全身肌张力低下和反射消失。儿童阵挛性发作常发生于发热性疾病，物理原因所致的发热也可诱发。

15. 儿童失张力发作有哪些表现？

正常人坐及站立时，躯干及四肢的部分肌肉呈收缩状态，保持一定的肌张力，使身体不至于跌倒，只有当入睡时肌张力才减低。癫痫失张力发作的表现形式比较特殊，发作时肢体不抽搐，而是肌肉突然失去张力，患者表现为因肌张力降低而不能维持正常姿势。孩子站立时发作可表现为全身无力，突然低头、下颌松弛、口半张、手中物品落地，膝盖一软，继而跌倒。摔倒速度多数不如肌阵挛性发作那么快，而是因无力缓慢瘫倒在地。

失张力发作时，孩子有短暂的意识丧失，但很快恢复。有时未等摔倒在地意识已经恢复，孩子可立即站起恢复原来的姿势，有时也可表现为连续反复数次的发作后，逐渐恢复正常。失张力发作多不伴有呼吸暂停，发作时面色无改变。累及全身可导致孩子跌倒；累及某些肌群（如头颅、肢体）可导致点头、下跪等。

16. 儿童局灶性运动性发作有哪些表现？

儿童癫痫局灶性运动性发作一般累及身体的某一部分，或伴有不同程度的扩展。其运动的性质可为强直性或阵挛性，也可为常见的语言中断。

局灶性运动性发作形式很多。常见的是单个肢体抽搐，可以是单手或足的抽搐，甚至仅仅只有手指抽搐，脸部口角抽搐也常见到。局灶性运动性发作还可以表现为半侧身体抽搐，这种情况有时在婴儿中可以见到。

有一种局灶性运动性发作开始时，为身体某个部位抽搐，然后按一定的顺序逐渐向周围部分扩展，扩展的路径与放电在相应皮质区的传播有关。临床上表现的抽搐可先在大拇指出现，然后传至同侧口角。还有一种局灶性运动性发作，发作时，眼、头，甚至躯干向一侧偏转，出现回头向后探望的动作，发作时患者意识可能清醒或部分丧失。上述两种局灶性运动性发作，很容易泛化为全面性发作。有时局灶性运动性发作时间很短，家长发现时，患儿已经泛化为全面性发作。

17. 儿童局灶性感觉性发作有哪些表现？

儿童局灶性感觉性（部分感觉性）发作表现为发作性躯体感觉异常或特殊感觉异常，如针刺感、麻木感。这种发作突然发生，不经特殊治疗又能自行停止，不伴肢体抽搐，每次发作情况类似。

局灶性感觉性发作的视觉性发作，表现为发作性的特殊感觉异常，包括见到闪光及各种形象的幻觉。孩子描述的特征性可能较明显，具有一定形状、颜色和运动状态，如点、球、星、盘状，发光的、白色的、红色的、绿色的等；也可以是静止的、跳动的、旋转的等。有时幻觉内容很复杂，有一个患儿告诉医生："我看到有一个鬼影在天花板上飘。"

听觉性发作时患儿出现幻听，听到一些客观并不存在的声音，包括听到简单的音响或刺耳的声音，有时是音乐声或复杂的内容。

有的孩子还可能出现嗅觉性发作（幻嗅），往往嗅到某种难闻的气味，如粪便的气味或橡胶的气味等。如一个男孩在与家人一起吃饭时，突然说"闻到大粪臭味"。

味觉性发作可感到某些简单的味道，如咸、酸、甜、苦，也可感到各种复杂的味道。有一个男孩说："我发病时口里有橘子味。"

局灶性感觉性发作因为是儿童自己的主观感受，需要年龄较大，并且有一定语言表达能力的孩子，才能够正确的表述发作时的症状。医生及家长应尽可能仔细地询问，

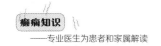

耐心地倾听孩子叙述。局灶性感觉性发作常常由于孩子主诉困难，在临床上并不容易诊断。

18. 儿童自主神经性发作有哪些表现?

临床上，癫痫的自主神经性发作的症状很多，且多突然发生，如呕吐、上腹部不适、苍白、潮红、出汗、立毛、瞳孔散大、肠鸣或尿失禁等。

虽然自主神经症状很多，但每个患者发作时，往往只有其中一或两种表现，而且每次发作症状类似，不经特殊治疗自然缓解。发作时脑电图有同步痫样放电。

腹痛和头痛是儿童时期常见的自主神经症状，引起的原因多种多样，既可能是器质性疾病症状，又可能是功能性疾病症状，但绝大部分不是由癫痫引起的，宜谨慎诊断。

19. 什么是West综合征?

韦斯特（West）综合征又称婴儿痉挛症，属于多种病因导致的儿童癫痫性脑病。

West综合征的患病率为（3~5）/万，许多因素如产前因素、围生期因素、产后因素、代谢性疾病、中枢神经系统感染、遗传基因变异等，均能引起本病。

婴儿痉挛症年龄特点有其重要意义，本病好发于6个月~1岁的新生儿。

West综合征的发作表现为特征性"点头痉挛"，表现为突然、快速的颈部、躯干及肢体肌肉对称性收缩，呈"点头哈腰屈曲拥抱状"，一下接着一下"成串发作"，一天发作数次或数十次。

婴儿痉挛症的另一特点是2/3影响智力、身体发育，很多孩子发病后智力、运动发育停滞或倒退。如原来会笑的患病后不再会笑，原来可以独坐、独走变为不能独坐、独走等等。

症状性婴儿痉挛症预后不良。大约有90%的患儿有不同程度的智力低下或转变为其他形式的癫痫，以Lennox-Gastaut综合征常见。

婴儿痉挛症在患儿清醒及睡眠时均可发作，入睡和清醒后不久容易发生，吃奶时也容易发作。本病严重影响孩子智力发育。

20. 什么是大田原综合征？

大田原综合征属于严重的早发性癫痫脑病之一。其特点是发病年龄早，常常在婴儿出生后数天内发病，60%在出生后10天以内发病。

本病的主要特征为婴儿早期出现强直痉挛性发作，伴脑电图爆发–抑制图形和严重的精神、运动障碍，发作难治，预后极差。存活者常演变为West综合征和Lennox-Gastaut综合征。

大田原综合征不是一种独立的疾病，可能是由多种病因引起的有相同临床表现及脑电图特点的综合征。部分孩子可以找到病因，如基因变异、新生儿窒息等。

21. 儿童低血糖会导致抽搐吗？

低血糖有可能引发抽搐。由于血糖快速下降，孩子常感饥饿、恶心、呕吐、软弱、无力、紧张、焦虑，表现为心悸、出汗、面色苍白、手足震颤等。当血糖进一步下降，孩子可出现精神恍惚、嗜睡、抽搐、昏迷等，抽搐持续时间也比癫痫发作要长。进食或喂食糖水可立即缓解，空腹血糖的测定有助于明确诊断。出现这些情况，应该迅速送往医院治疗。

22. 儿童心因性发作和癫痫有什么区别呢？

儿童心因性发作和癫痫的症状有些相似，容易误诊为癫痫。心因性发作的发生与精神因素有密切关系，如生气、激动或各种不良的刺激。发作时经常带有感情色彩，发作形式不固定，时间比较长。

心因性发作的症状多种多样。几乎所有疾病的表现都可能在心因性发作时表现出来，但对某一个孩子来说，症状往往比较单一。

有些心因性发作的孩子在发作时表现为意识障碍，不认识周围的人，在屋里乱走乱闹，毁物伤人；有些表现为晕倒、面色发白、肌肉松弛、对外界刺激没有反应；有些则表现为情感异常，如大哭大闹、又说又唱等。周围的人越多，越注意他，发作表现越厉害，持续时间也越长。

有些心因性发作孩子表现为肢体瘫痪，不能站立或行走；感觉丧失，不知道疼痛，针扎不躲避；突然失明或不会说话；不停打嗝或恶心。

心因性发作与周围环境有关，患儿常在引人注目的时间、地点发作。周围有人时发作加重，有暗示性。癫痫发作时无明显诱因，发病突然，无暗示性。暗示疗法可终止心因性发作，癫痫发作对暗示疗法无效。癫痫发作时意识丧失，摔倒时不拘地点，不会躲闪周围物体，很容易造成外伤。心因性发作时意识障碍程度往往不太深，意识不会完全丧失，一般不会对患者自身造成严重危害。

处理心因性发作孩子的方法主要是消除症状。首先要消除引起孩子精神激动的因素，或让孩子暂时离开引起发病的环境。当孩子发病时，家长不要过分紧张，以免加重孩子的病情。

23. 特发性癫痫和症状性癫痫的概念

特发性癫痫指在临床上找不到病因的癫痫，多指由遗传因素决定的，长期反复发作的癫痫。特发性癫痫的初发年龄不定，多在幼儿期和青少年期起病，以典型发作为临床表现。

症状性癫痫指由其他病因导致的癫痫发作。也就是说，继发于其他疾病，癫痫仅是其病的一个症状，故又称为"症状性癫痫"。如产伤、新生儿窒息、脑发育不良、脑血管畸形、脑积水、脑外伤、脑膜炎、脑脓肿、脑囊虫、脑肿瘤、脑血管意外等。

24. 儿童诊断癫痫的主要依据是什么？

癫痫是一种发作性疾病，有些患者在不发作时表现完全正常，一般体格检查和神经系统检查都检查不出什么问题，头颅CT及磁共振检查也可能正常。所以，病史就成了诊断癫痫的主要依据，医生主要根据患者提供的病史来了解疾病的有关情况。

详尽的、重点突出的病史是精确诊断的关键，病史中应

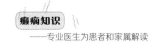

包括"现病史"和"既往史、生活史"两大部分。

（1）现病史。

询问现病史应注意以下几点：首次发作的年龄；发作的诱发因素；在询问时应提示患者发作可能与哪些因素有关，如感冒、劳累、精神刺激等；发作前有无先兆；发作前后有无什么特殊感觉；发作的起始部位及症状；发作时有无意识障碍；发作有无规律性；发作开始到终止一般经历多长时间；发作频率，间隔多长时间发作一次（包括服药及不服药期间）；就诊前最近的发作日期；发作间歇期有什么症状；是否经过抗癫痫药物治疗，用过什么药物，用过多长时间，疗效如何；有无药物不良反应，现在是否还在服用等。

（2）既往史、生活史。

妊娠期：母亲在妊娠期间患过何种疾病，有无先兆流产、糖尿病、甲亢等。

分娩经过：是否早产、难产、胎次、胎位、产程，是否用过镇静或麻醉剂，出生时有无产伤、窒息。

新生儿期、婴儿期、幼儿期、儿童期患过何种疾病，特别应询问是否有患神经系统疾病（有无昏迷史、热性惊厥、脑膜炎、脑炎和其他脑病等）及中毒、外伤等病史。

喂养情况，有无佝偻病、营养不良等。

生长发育史：重点了解神经系统发育情况，包括运动、感觉、语言和智力等。

病史是诊断癫痫的主要依据，除了上述内容之外，还需要了解孩子家族中有无癫痫、热性惊厥、智力低下或精神异常的患者。家族成员不仅包括孩子的父母、祖父母，还包括孩子的伯、叔、姑、舅、姨等亲属的情况。

25. 家长如何正确提供癫痫孩子的病史？

癫痫是一种发作性疾病，医生很难观察到孩子癫痫发作时的表现，家属却往往因惊慌失措而未能看清孩子发作时的样子，见到医生也说不清楚。有些家长认为只要有脑电图检查结果，再拿一张CT检查结果，医生就可以做出诊断了。这种想法是不正确的。

描述病史时，最好请目击者描述孩子发作时的情况，如果能详细地描述孩子发作前、发作时及发作后的情况，将有

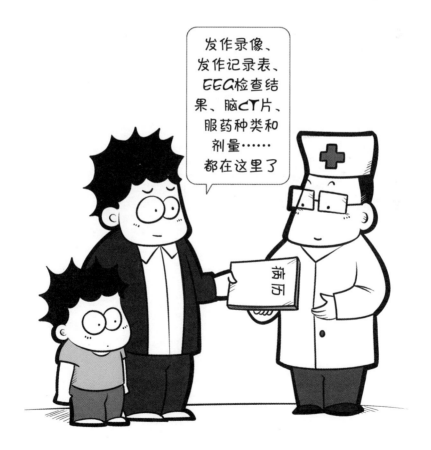

助于医生的诊断及用药。诉说病情要客观、真实，没有看见或记不清就回答"不知道"或"没注意"。不要把自己的想象也当作病情反映给医生。有时家长把发作情况说得有声有色，再一追问，是听别人说的，自己当时并没在场，这种病史就不太可靠。

家长不要夸大病情，如对惊厥持续的描述要基本准确，不要因为恐惧惊厥，而将仅持续2～3分钟的惊厥夸大说成7～8分钟或更长。

另外，医生在询问完孩子发作的情况后，往往还要问一些家族其他人的情况，希望家长能实事求是地回答。有时问到家族中有无癫痫患者时，孩子家长往往不愿承认。其实有癫痫家族史并不是什么见不得人的事，提供正确的病史，对孩子的诊断有帮助。如果患儿有过治疗的病历、检查结果及治疗用药的情况，就诊时一定要带上。

家长除上述的一些情况要详细告诉医生外，一定要带上孩子。因为医生还需要亲自检查患者，有些家属仅带上病历四处咨询是不能解决问题的。

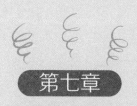

第七章

情景对话：癫痫的诊断和治疗实例

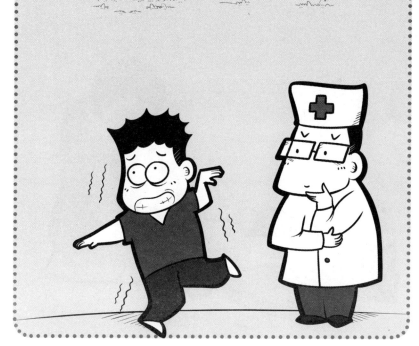

癫痫是神经科最常见的疾病之一，以反复发作、每次发作的不可预知性，以及药物治疗的长期性为特征，严重威胁患者的身心健康。癫痫发作类型以及癫痫综合征的准确判断是正确治疗、合理用药以及预后判断的先决条件。在日常生活中，癫痫患者及其家属往往会对诊断及治疗存在许多疑惑与误解，我们希望以下内容能够为您答疑解惑，提供帮助。

场景一

患者董某，男性，15岁，1天前突发意识丧失，呼之不应，伴有头后仰、双眼上翻、口吐白沫、四肢抽搐，持续大

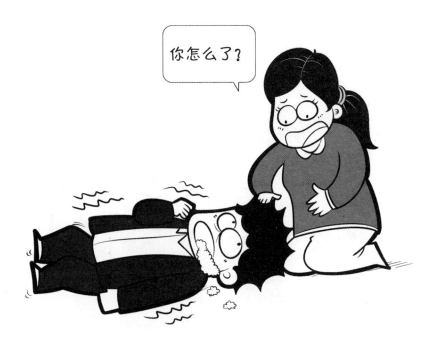

约5分钟，后意识逐渐清醒。母亲听别人说儿子可能是癫痫，遂带其来诊。

问题1：我儿子是得了癫痫吗？

　　根据描述和临床表现，你儿子得的可能是癫痫，但仍需做进一步检查以明确诊断。

问题2：什么是癫痫？

　　癫痫俗称为"羊癫风""羊角风""羊羔风"或者"羊痫风""猪头风"。2005年国际抗癫痫联盟（ILAE）对癫痫的定义做了修订，其推荐的定义：癫痫是一种脑部疾病，特点是持续存在产生癫痫发作的脑部病变，并出现相应的神经生物学、认知、心理学以及社会等方面的后果。

　　对于癫痫的这个新定义，我们可以理解为：癫痫是一组由已知或未知病因所引起的，脑部神经元发放高度同步化、常具自限性的异常放电所导致的综合征。其通常以反复发作性、短暂性、刻板性的中枢神经系统功能失常为特征。由于异常放电神经元的位置不同，放电扩展的范围不同，患者的发作形式多种多样，可表现为感觉、运动、意识、精神、行为、自主神经功能障碍。

问题3：癫痫是常见的疾病吗？

　　癫痫是一种神经系统的常见病。据流行病学调查，一般人群的年患病率为5‰~7‰，中国至少有900万癫痫患者，而且每年新增加患者约40万。

问题4：癫痫是一种严重的病症吗？

　　在许多人的心目中，癫痫被误认为是一种非常严重的疾病或被认为是一种不治之症。随着现代医学的不断发展，正确认识及合理治疗是最为重要的，越来越多的癫痫患者的病情通过药物治疗得到良好的控制，发作次数减少，程度减轻。60%左右的患者通过个体化的合理治疗，完全可以控制发作，同正常人一样健康地生活和学习。即使有些严重的癫痫患者需要长期甚至终身服药，也能进行基本的生活。

问题5：得了癫痫是否要尽早治疗？

癫痫对人们生活的危害是多方面的，其中最重要的是对大脑的损伤。癫痫发作时常引起呼吸暂停，脑细胞缺氧、脑水肿又会加重脑细胞的损伤，导致患者记忆力下降、认知损害、性格改变、反应迟钝等。另外，部分癫痫发作突然，容易造成严重的意外伤害。所以，不管是否明确病因，只要有两次以上无诱因的痫性发作，均应及时进行药物治疗以控制发作。而且，治疗越早，治愈的概率越大，对患者的影响越小。

问题6：如果确诊为癫痫，该如何进行治疗，可以"除根"吗？

癫痫是神经系统的慢性疾病，引起癫痫的病因非常复杂，很多癫痫的病因目前尚不明确。有些癫痫是"自限性"的（可以自行痊愈）；有明确致痫病灶的患者，可以通过手术或其他治疗控制发作。但是，大部分癫痫患者和高血压患者、糖尿病患者一样，需要长期服药。抗癫痫治疗是一个漫长的过程，不能急于求成，患者必须持之以恒，持续和有规律地服药。

场景二

患者刘某，女性，44岁，患者1月前睡眠中突然出现四肢抽搐，口吐白沫，呼之不应，持续3分钟后缓解。1天前睡眠中再次发作。到医院就诊，行脑电图检查发现异常。诊断为癫痫。

问题1：怀疑癫痫时为什么要行脑电图检查？

癫痫的基本特征是发作性、重复性、刻板性。发作一般突发突止，医生很难直接看到患者的发作，而发作间期患者可以完全正常。临床上，医生主要是通过患者或其家属描述的病史了解患者的表现，从而进行初步诊断。所以，将发作时的表现详细地描述给医生听，对诊断非常重要。癫痫是大脑神经元高度同步化异常放电所致，诊断癫痫有两个基本要素，即大脑组织异常放电和临床发作表现。目前可行的检查手段中，只有脑电图能够简单明了地记录脑组织的电活动，从而帮助医生进行诊断。

问题2：癫痫最好的诊断检查方法是什么？

对于癫痫的诊断，最有用的检查就是脑电图。脑电图采集、放大患者的脑电波，记录到纸上或展示在视频上，记录患者癫痫发作期和发作间期脑电波的异常变化。其他影像学检查，比如计算机断层扫描（CT）和磁共振成像（MRI），可提供大脑结构的细节，显示脑内出生缺陷、发育异常、肿瘤和疤痕等。医生通过病史、体格检查、脑电图和脑部影像学检查结果，综合分析诊断癫痫。

问题3：为什么要对癫痫患者进行体格检查？

在就诊时，医生会对癫痫患者进行详细的体格检查。癫痫发作既可以是神经系统本身病变所致，也可以是其他系统病变继发累及大脑所致。进行全面的体格检查，可以帮助医生了解患者其他器官的功能是否正常。如果患者患有其他疾病，如肝病、肾病、皮肤病及甲状腺疾病等，应明确向医生反映，这可以帮助医生判断引起癫痫发作的病因，为日后选择合理的抗癫痫药物提供依据。

问题4：仅仅有过一次发作，是癫痫吗？

癫痫是一种临床诊断，特点为反复、刻板的发作。严格来说，如果仅有过一次发作，不能轻易诊断为癫痫。从临床的角度上说，现在各种先进的检查方法，如脑电图（EEG）、头颅CT或MRI，可以部分地预测第二次发作的可能性，并在一定程度上判断你是否需要接受抗癫痫药物治疗。

问题5：如果脑电图没问题，就一定不是癫痫吗？

脑电图"正常"仍然不能排除癫痫。目前的脑电图技术，特别是门诊做的脑电图检查，多数是"头皮脑电描记"，并不是每例患者的癫痫样放电都能记录到。因此，医生会合理地应用多种诱发试验，有选择地进行其他检查，结合实验室检验等，来确认是否患有癫痫。

问题6：如果脑电图异常，就一定是癫痫吗？

如果没有癫痫临床发作的表现，即使脑电图记录有典型的癫痫样放电，也不能贸然诊断为癫痫，只能称之为亚临床癫痫样放电。有此类放电者，随时间推移有的可能完全消失，有的可能终身存在而无癫痫发作，仅有一部分可能出现癫痫发作。据统计，0.3%~3.5%的正常人可见到癫痫样放电，有神经系统疾病的患者，如偏头痛等，其发生上述情况的概率更高。

场景三

患者，男性，18岁，2周前由于饮酒过量，骑车摔倒，突发意识丧失、双眼上翻、口吐白沫、四肢抽搐、舌咬伤、尿失禁等现象，持续3分钟后症状缓解。其父带其就诊，医生考虑癫痫，需要做脑电图检查确认。

问题1：如果临床怀疑癫痫，如何做脑电图检查？

常规脑电图检查由于其记录时间较短，阳性率较低，有一定的局限性。最好做长程脑电监测，监测时间大于4小时，至少包括一个睡眠周期。对于一些没有条件的患者，也可以重复进行脑电图检查，以期提高阳性率；对于一些发作频率较高的患者，还可以进行视频脑电图（video-EEG）检查。如果在视频脑电记录中未见到自发性发作事件，可根据具体情况，采用闪光刺激、过度换气、药物诱发等方法，诱发临床发作。特殊电极，如蝶骨电极的使用，至少可在80%的患者中发现异常放电。

规范的脑电图检查对癫痫灶的定位、癫痫发作和癫痫综合征的分类、抗癫痫药物的选择、药物剂量的调整、停药的判断、外科治疗的指征、预后判断等，都具有不可替代的作用。

问题2：做脑电图检查安全吗？

做脑电图的时候，头上要连接很多电线，以反映额叶、颞叶和顶枕叶等不同脑部位的放电情况。有人担心有触电的风险。其实，脑电图检查是安全的，脑电记录的电流是脑部自发的电流，并非我们日常概念中的"电流"。

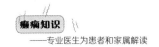

癫痫知识

——专业医生为患者和家属解读

问题3：我们邻居做过脑电图，他说医生当时让他使劲喘气，是不是这样的？

如果脑电图检查未见异常，可根据具体情况，采用相关的诱发试验。其中，过度换气是一种方式，也是标准脑电图检查的一部分。检查前医生会告知儿童、青少年和成人患者以及其家属和/或照料者，这样做可能会有诱导发作的风险，但是是必要的。

问题4：脑电图检查有辐射吗？对人体有刺激吗？

脑电图就像心电图检查一样，将人体内的电生理活动放大后记录下来，对人体并无辐射和刺激。在检查过程中，为了提高检查的阳性率，可能会让患者进行过度换气、闪光刺激等诱发试验，其所产生的人体变化也是一过性的，并不会对身体造成长期的损害。

问题5：当时我们邻居先做了普通脑电图，后来又做了动态脑电图，是他去的医院想多盈利吗？

不能这样认为。常规脑电图检查由于其记录时间较短，其阳性率较低，有一定的局限性。对于经过临床评估与常规脑电图检查后，诊断仍困难的儿童、青少年和成人患者，可进行长程视频脑电图或动态脑电图检查。

问题6：做脑电地形图比做脑电图好吗？

脑电地形图（BEAM）虽然比脑电图更加直观、敏感和量化，但是脑电地形图并不能取代脑电图。BEAM只在某一时点或很短的时段采样，不能反映脑电波形出现的方式及其全貌，对发作性疾病更易漏诊。由于它只能进行频率和波幅的分析，不能识别波形、位相和伪差，因此，分析结果时，BEAM只能作为EEG诊断的一种补充。

问题7：除了脑电图检查，怀疑癫痫的患者还需要做其他检查吗？

癫痫是一种复杂的脑部疾病，引起癫痫的原因异常复杂，除了脑电图检查，可能还要对患者进行脑部影像学检查，如脑CT和磁共振（MRI）、单光子衍射扫描（SPECT）、正电子散射扫描（PET）等，可以发现脑内结构和代谢的异常，如脑肿瘤、大脑先天发育异常或其他致痫灶。这些异常很可能是引起癫痫的病因。某些情况下，患者需要做相关的血液检查来查找病因，甚至需要腰椎穿刺进行脑脊液检查。考虑到与遗传因素相关的癫痫患者，需要做相关的基因检测。考虑到发作可能是非癫痫性时，还可能安排行心电图或睡眠监测检查。

场景四

患者翁某，男性，44岁，患者1天前睡眠中突然大喊一声，随即四肢抽搐、呼之不应、小便失禁，抽搐持续约4分钟后缓解，患者意识模糊，双手在床边摸索，约10分钟后沉沉入睡。妻子陪其来诊。行脑电图检查提示异常。拟行进一步检查。

问题1：我已经做了脑电图检查，为什么我还要做磁共振检查呢？

脑电图可以检测脑电波，但不能反映脑部结构。举个例子，在脑电图上左颞叶的慢波，可以是陈旧性的脑部外伤的结果，也可以是脑肿瘤的结果。很明显，两种疾病的处理办法截然不同，陈旧性脑外伤可以观察，脑肿瘤却需要外科治疗。为了查明引起异常脑电的原因，医生需要患者脑部精确的图片，磁共振或者电子计算机断层扫描CT可以了解脑的内部结构。

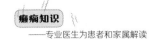

问题2：除了普通磁共振，还需要进行哪些检查？

常规MRI在癫痫诊断中是最基本的影像学检查，可发现部分海马高信号及海马结构的萎缩。而癫痫大多为脑功能的病理改变，解剖结构改变并不明显，常规MRI在癫痫定位诊断及机制研究中的价值受到限制。所以，有时医生会建议患者进一步做深入的功能影像学检查。目前，功能性磁共振，包括弥散加权成像（diffusion weighted imaging，DWI）、弥散张量成像（diffusion tensor imaging，DTI）、功能磁共振成像（functional MRI，fMRI）及磁共振波谱（magnetic resonance spectroscopy，MRS）等，在颞叶癫痫诊断方面的研究弥补了常规MRI的不足，可提供更多更全面的致痫灶的定位信息。总之，常规MRI是基本的检查方法；DWI反映病灶所致的病理改变；DTI直观显示病灶与大脑白质纤维之间的关系；fMRI的独特性在于其可以对功能区定位，较精确地研究纤维走向及脑白质结构的细微变化；MRS提供病灶的生化代谢改变，在海马出现形态学改变之前即可早期发现海马硬化。除磁共振外，正电子散射扫描（PET）和单光子衍射扫描（SPECT）对于癫痫手术候选人的致痫灶定位也有一定参考价值。

问题3：什么是同步脑电图—功能磁共振成像技术？它在致痫灶定位中的应用研究如何？

同步脑电图—功能磁共振成像（EEG-fMRI）技术是最近发展起来的一种新型、无创性检查方法，它将功能定位与解剖定位结合起来，可以在发作间期对癫痫活动中相关的血氧水平依赖（blood oxygenation level dependent，BOLD）信号的变化进行分析，从而确定癫痫波的起源和传导。目前更多的是将其用于癫痫病灶的定位。

场景五

患儿杨某，女性，5岁。在2岁时头部被触碰后出现头、颈、肩部快速、短暂、触电样肌肉收缩。其父亲考虑女儿患癫痫，自行给予卡马西平、丙戊酸钠进行治疗，仍有发作。近1年来患儿出现双手抽动样抬举、反应迟钝，出生时有窒息史。其父带其来诊。行脑电图检查提示发作时有癫痫样放电。患儿父亲有如下两个问题

问题1： 我是一名乡村医生，上学时学习过癫痫的相关知识，所以自行给孩子用药。孩子得的是癫痫没错吧？

传统癫痫的诊断分为三步：

首先，明确是否是癫痫；其次，要判断癫痫是特发性还是症状性；最后，明确癫痫的病因。根据你孩子的发作形式结合脑电图改变，诊断癫痫是明确的。但重要的是判断发作类型，这一点你忽略了，她的发作类型是肌阵挛发作。还暂时不能确定癫痫综合征分类。但根据出生时窒息史，考虑症状性癫痫的可能性大。判断发作类型或癫痫综合征与治疗及预后密切相关，所以非常重要。

问题2： 为什么我的孩子得病后一直在吃药，但是治疗效果却不好？

癫痫患者总体预后良好，但有20%～30%的癫痫患者抗癫痫药治疗无效，这部分癫痫被称为（药物）难治性癫痫。在诊断难治性癫痫前，首先必须排除医源性难治性癫痫。医源性难治性癫痫是诊疗过程中的下列因素引起的：①医生诊断错误；②医生对发作分型不确切；③选药不当；④用药量不足；⑤患者依从性差等。患儿为肌阵挛发作，而卡马西平本身能增加肌阵挛发作，故存在选药不当的问题。目前我们需要调整抗癫痫药物，继续动态观察患

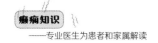

儿病情变化再做相应处理。

场景六

患者白某，男，17岁，中学生。患者1天前未吃早饭，出早操时突感头晕、恶心，随即摔倒在地，双腿轻微抽动，倒地时感到周围有人，被同学扶起后完全清醒。发病前一天凌晨1点入睡。母亲陪其来诊。

问题1：当时老师打电话通知家长，我很紧张，请问这是癫痫吗？

目前还很难做出诊断。首先需要与下列病症进行鉴别。

（1）是晕厥还是癫痫？

晕厥是由于迷走神经兴奋性过高导致广泛的脑供血不足所致，表现为短暂的意识丧失，肌无力摔倒，偶有短暂的肌阵挛，伴有一过性心率缓慢、血压下降、面色苍白、出汗等，多在直立位发生。与癫痫比较，晕厥意识丧失持续时间更短，一般为数秒至2～3分钟，醒后无遗忘。发作前多有精神性诱因，如紧张、恐惧、疼痛等，意识丧失前可有乏力、恶心头晕、眼前发黑等自觉症状，发作不伴舌咬伤、小便失禁、自身损伤。神经系统检查及发作期脑电图无异常。

（2）是过度换气综合征吗？

过度换气综合征是由于通气过度超过生理代谢需要而引起的一组症候群，是一种生理性或心理性的呼吸系统疾病。患者没有器质性病变，常由于疲劳过度、精神紧张，刺激交感神经而引起。

由于患者快速呼吸，大量的二氧化碳被呼出体外，造成呼吸性碱中毒，从而出现胸闷、胸痛、压迫感或窒息感、呼吸困难；心悸、大汗、面色苍白；四肢末端及颜面麻木，肌肉痉挛甚至强直，手足乃至全身抽搐；也可有头痛、头晕、意识障碍。体格检查无阳性体征。可以行心电图和脑电图检查而与癫痫相鉴别。

医生经过必要的鉴别诊断后，才能诊断您的孩子是不是得了癫痫。

问题2：我的孩子需要做哪些检查？

需要做脑电图、心电图检查及常规体格检查，测空腹血糖，行直立试验及直立倾斜试验以做出诊断，必要时需做磁共振、心脏功能及心脏多普勒超声检查等。

问题3：什么样的脑电图提示可能患了癫痫？

如果脑电图异常，如背景波异常和痫样放电波形，则患癫痫的可能性较大。痫样放电是电生理概念，而癫痫是临床诊断，两者不可等同。任何突出于背景的发作性脑电活动，均应视为痫样放电，它包括棘波、尖波、多棘波、尖慢或尖慢综合波、多棘慢综合波、高幅失律、阵发性高幅慢波及其他节律性电活动。

场景七

患者刘某，男性，53岁。患者1年前上班等公交车时，突然意识模糊，若"梦游"般行走20余分钟约2公里后突然清醒，不能回忆自己如何到达所在地。3月前与人聊天时突然出现意识丧失、四肢抽搐、口吐白沫等症状。其女儿带其就诊。

问题1：听说癫痫患者发作时都是倒地发作，四肢抽搐，我父亲只有一次这样的发作，是癫痫吗？1年前的那次情况，是癫痫发

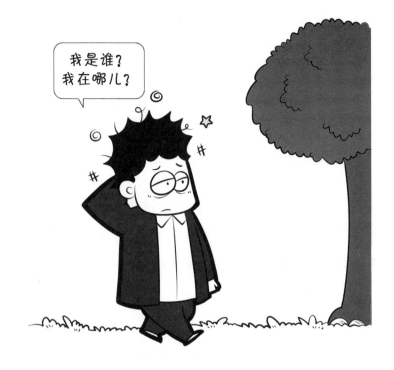

作吗?

癫痫发作形式多样,你父亲3个月前的倒地、抽搐,是一次痫样发作,从临床表现来看是全面性强直-阵挛发作,俗称"大发作"。因为这类发作症状突出,所以容易引起患者及家属重视。他1年前发作的意识模糊、"梦游"样行走也符合另一种发作形式,我们称之为复杂部分性(精神运动性)发作,也就是说发作时存在精神行为障碍表现,是局灶性发作的一种。

问题2：所有的癫痫患者都有精神行为障碍表现吗？

据报告，30%的癫痫患者有精神方面的问题，其中颞叶癫痫患者有精神症状及人格改变的较多。根据精神行为障碍与发作时间的相关性，又分为：①发作前精神障碍，典型表现为心境恶劣或抑郁；②发作时精神障碍，包括精神运动性发作、发作性情感障碍及短暂的精神分裂症样发作等；③发作后精神障碍，指在癫痫发作后7天之内出现的精神症状，及发作间期精神障碍。你父亲主要表现为发作时精神障碍。

问题3：癫痫患者的精神障碍与精神病有什么区别？

您所指的精神病，用医学术语讲是精神分裂症和其他精神科疾病。癫痫患者的精神障碍与精神分裂症是不同的。首先，癫痫患者的精神障碍多为发作性，与癫痫发作有时间上的关联，其幻觉、妄想内容与精神分裂症相比较为现实、缺少荒谬性，往往没有阴性症状，不会导致精神衰退。其次，癫痫患者每次发作时的精神症状也较类似，相对刻板。最后，脑电图检查可发现痫性放电，经抗癫痫治疗有效。

问题4：我父亲是否需要服用抗精神病的药物？

一般来讲，针对精神病性症状，如幻觉、妄想、思维障碍等，医生在使用抗癫痫药物的同时，若精神症状仍无好转，可针对患者具体的精神症状，选择使用有相应作用的抗精神病药。例如，患者存在抑郁时，给予抗抑郁药；存在焦虑时，可给予抗焦虑药或苯二氮䓬类药物。目前，你父亲仅发生一次精神运动性发作，首先应进行抗癫痫治疗，继续观察病情变化，有必要时再加用抗精神病的药物。

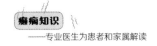

场景八

患者王某，男性，25岁。患者2年前出现发作性愣神，意识丧失，手有摸索动作，持续2分钟后缓解，每月发作10次左右。随父亲来诊。

问题1：我有个朋友说我儿子是失神发作，不知道对不对？

失神发作是全面性发作（generalized seizures）的一种。也就是发作最初的临床症状和脑电图检查表明在发作开始时即有双侧半球受累。这种发作形式需要与仅表现为意识障碍的复杂部分性发作（complex partial seizure，CPS）鉴别。这两种发作均可表现为突然动作停止，两眼发直，呼之不应，患者不跌倒，发作后可继续原来的活动。但是成人的"失神"发作几乎均是复杂部分性发作，结合其脑电图的表现，考虑为复杂部分性发作，而非失神发作。这两种发作形式不同，故治疗上有一定区别，若选错了药物，会给控制发作带来困难。

问题2：为什么在询问病史时，会问到有没有先兆，先兆是什么意思，在病史中很重要吗？

"先兆"是指患者主观感觉到的发作迹象，可以在明显的发作之前出现；如果仅有主观感觉，可以构成一次感觉性发作。"先兆"是发作起始的信号，本身有较重要的定位诊断价值。有"先兆"者，多为部分性发作。

场景九

患者丁某，男性，6岁。患者5月前睡眠中突然出现右侧口角向右侧抽动，伴有右上肢抬举，持续约40秒缓解，发作过程中患者意识清楚。3天前睡眠中再次出现类似症状，母亲带其来诊。行脑电图检查，提示特征性异常。

问题：孩子是癫痫吗？好治吗？

　　根据症状及脑电图检查结果，考虑癫痫。发作类型考虑为儿童良性癫痫伴有中央颞部棘波。这是儿童期最常见的癫痫类型之一，大多数病例仅在睡眠中发作，并且发作稀疏。EEG有特征性改变。青春前期有自我缓解的趋势，预后良好。

场景十

　　患者郝某，女性，2岁，出生40天时因脑出血，行保守治疗。6个月时无诱因清醒时出现点头、双侧上肢上抬，约1秒缓解。后逐渐加重，表现为点头、双眼直视、伴四肢上抬，约数秒缓解。现仅能坐，不能行走、站立，智力低下。已经服用托比醛、丙戊酸钠等多种药物，仍有发作。父母带其来诊。脑电图检查异常。

问题1：孩子是癫痫吗？好治吗？

　　根据孩子的病史、体格检查及脑电图检查，癫痫诊断明确。根据孩子发病年龄，结合病史、辅助检查，诊断为婴儿痉挛症（West综合征）。该病多在3个月～1岁发病，大多数病例可以找到明确的脑损伤因素，临床以频繁的痉挛发作为特征，多出现在觉醒后；EEG异常。少部分孩子会演变为Lennox-Gastaut综合征（LGS）。这两种综合征均伴有孩子精神运动及智力发育迟滞，多为难治性癫痫。希望你们有长期与癫痫斗争的思想准备。

场景十一

患者贾某，男性，17岁。患癫痫3年。2岁时患"病毒性脑炎"，当时无明显后遗症。服用抗癫痫药物，近半年无发作。因自觉症状已经控制，3天前自行停药，2天前与朋友饮酒至深夜，1天内全身强直-阵挛发作8次，期间意识不清。急诊入院。

问题1：我儿子今天的发作太吓人了，这是怎么回事？

今天，他是全面强直-阵挛性癫痫持续状态的表现。中止其癫痫发作是目前的首要任务，并需持续观察他的生命体征，进一步预防并发症的发生。

问题2：什么是癫痫持续状态？是怎么引起的？

癫痫持续状态是指1次癫痫发作持续30分钟以上，或反复发作超过30分钟且发作间期意识不恢复至发作前状态。通俗点讲，就是持续时间长、频繁的癫痫发作。

癫痫持续状态的发生往往有明确病因或诱因。国内流行病学调查发现抗癫痫药物的突然停用、中枢神经系统感染是最常见病因，而饥饿、饮酒、过度劳累、妊娠、分娩等均可作为癫痫持续状态的诱因。该患者随意停药，并且大量饮酒，合并劳累，最终导致了癫痫持续状态这一急危重症。

问题3：癫痫持续状态有哪些危害？

癫痫持续状态是神经科的急危重症，发作时因为脑缺氧和代谢障碍，不仅可引起脑神经元的死亡，且可因为合并感染、呼吸循环衰竭等严重并发症导致患者死亡。幸存者常留下严重的神经功能障碍，并导致耐药性癫痫的发生。长时间脑神经元缺氧，可能会导致患者植物人状态等严重后遗症。

问题4：如何判断患者是癫痫持续状态，还是一次普通的癫痫发作呢？

　　癫痫持续状态与普通癫痫发作最大的区别是后者的发作能够自行停止，而癫痫持续状态的发作常常持续很长时间。对于该患者来讲，他主要是全面强直-阵挛性发作，若他的发作时间超过平时的发作时间，并且没有停下来的迹象，需要高度怀疑他是癫痫持续状态而不是普通发作，尤其是在有突然停药等诱因的情况下。这时，患者及其家属需要在做好防护的同时立即呼叫救护车，及时将患者送往医院治疗。

场景十二

　　患者赵某，男性，2岁。其母亲代述："我家宝宝在19个月大时，感冒发热到40℃，在住院治疗时，突然全身抽动，

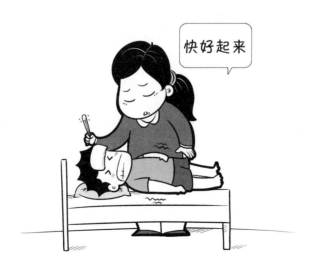

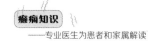

没有意识，口唇发青，经抢救治疗后苏醒，查血，查小便、大便及头颅CT都没事，就出院了。"

问题1：孩子得了什么病？

从孩子发病的表现来看，是热性惊厥。热性惊厥好发于6个月到6岁的儿童。在发热性疾病初期，患儿体温骤然升高，超过38℃。70%以上的发热与上呼吸道感染有关，其他伴发于出疹性疾病、中耳炎、下呼吸道感染或急性菌痢等，但颅内感染和各种颅脑病变引起的急性惊厥不包括在内。热性惊厥表现为脸色发青，意识不清，两眼上翻，牙关紧闭，全身发硬或四肢抽动，抽动大约持续半分钟至1～2分钟，抽动停止后孩子转入睡眠状态，醒后除体温较高外，其他情况尚好。

问题2：热性惊厥都有哪些类型？

热性惊厥可以分成以下两种类型：

单纯型热性惊厥：最为常见，其诊断需符合以下三条：患者表现为全面性发作，一次发热仅发作1次，发作持续时间不超过5分钟。

复杂型热性惊厥：其特点是孩子不符合上述单纯型热性惊厥三条中的任何一条，即为复杂型。

问题3：热性惊厥容易复发吗？

第一次发生热性惊厥的儿童，有30%～35%的可能性再次发作。发作的病因、体温可能与第一次时不相同。大多数复发都在初发一年内发生。其危险因素主要包括以下几个方面：首次发作时患儿小于15月龄；经常发热；父母有热性惊厥史；发作时体温相对较低。

问题4：热性惊厥是否是癫痫？

在小于5岁的儿童中，热性惊厥的发病率为2%～4%，其发作与发热性疾病使体温骤然升高有关。虽然发作时患儿的表现让家长感到惊恐，但是，发作一般不会引起脑损伤或影响智力。由于有明显的诱发原因，国际抗癫痫联盟不主张将热性惊厥划分为癫痫。

值得注意的是，如果存在以下危险因素，癫痫的发生率会增加：发生热性惊厥前存在发育异常；复杂型热性惊厥；父母或兄弟姐妹患有癫痫。存在一个危险因素，癫痫发生率为2.5%；存在两到三个危险因素，其癫痫的发病率在5%～10%。

问题5：孩子出现这种情况，家长应如何处置及预防？

孩子发作热性惊厥，家长千万不要惊慌，不要把孩子搂在怀里又拍又叫，应该让孩子躺在身边，把孩子的脸歪向一侧（以防口腔分泌物流入呼吸道而引起窒息）。不要试图阻止孩子抽搐，更不要把任何物品放入孩子口中。如果抽搐时间较长，应将孩子送往医院，或拨打"120"。绝大多数热性惊厥的孩子是不需要在日常生活中服用抗癫痫药物治疗的。如孩子患有复杂性热性惊厥，建议听从专科医生的建议。

场景十三

患者马某，男性，37岁。患者15岁时因意外事故导致脑外伤、昏迷。24岁时出现右手麻木，继之意识丧失、四肢抽搐、口吐白沫，持续3～5分钟缓解。每年发作10次左右。目前每年发作1或2次。妻子陪其来诊。

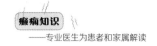
问题1：脑外伤会引起癫痫吗？

脑外伤是癫痫的常见病因，癫痫是脑外伤后的严重并发症之一。颅脑损伤导致癫痫的直接原因是脑实质的器质性损伤。颅脑受外力作用可引起脑组织的加速性损伤和减速性损伤，而大脑皮层的挫裂伤，特别是额、颞、顶叶功能区的皮层损伤可引起早发癫痫。

问题2：脑外伤后为什么会出现迟发性癫痫？

脑外伤后脑组织水肿、血肿分解产物及以后的胶质细胞增生均可引起迟发性癫痫。脑外伤后诱发迟发性癫痫的危险因素有幼时有热性惊厥史、癫痫家族史、颅内血肿、凹陷性骨折、脑外伤早期痫性发作。

场景十四

患者郭某，男性，20岁。患者3年前，突然出现倒地、抽搐，呼之不应，外院诊断为癫痫。给予口服药物治疗。初始服药效果较好，约3月未发作。患者自行停药后复发，但恢复原有用药效果不佳。经医生调整用药后症状再次控制，患者坚持半年后再次停药。没多久又复发且呈癫痫持续状态。经过抢救后，患者坚持服药，但服药效果差。现每月发作1或2次，其父带其来诊。

问题1：什么叫"正规治疗"？

所谓"正规治疗"，简单地说就是早期诊断，根据癫痫类型准确选择药物，确定最佳用量和品种后，长期规则服药，不能随意中断。待"发作"有效控制后，根据病情在专科医生的指导下缓慢减药或停药。

问题2：为什么规范用药在癫痫治疗中起重要作用？

许多癫痫患者的复发与未经过系统、规范的药物治疗有关。有些患者经过一段时间的药物治疗，发作症状得到基本控制后，自行中断治疗。在中断治疗后，发作又出现，有时比以前发作还更严重，导致恶性循环。绝大多数的患者可通过正规的药物治疗得到控制。所以，只有遵从专科医生的医嘱，规范服药或接受其他治疗（如外科手术、神经调控等），才可能有效控制癫痫发作。

问题3：如何开始癫痫的初始治疗？

大多数患者一旦明确诊断，就应该遵循医嘱选择合适的药物治疗。一般在间隔24小时以上的两次无诱因癫痫发作之后，应开始抗癫痫药物治疗。但是，要告知患者及其家属抗癫痫药的不良反应，以及不治疗可能带来的后果。

对于首发下列情况的患者，可以酌情考虑，开始用药：

（1）患者出现有诱因的发作（如热性惊厥），或有癫痫家族史。

（2）脑电图记录有明确痫样放电者。

（3）有明确病因，如灰质发育异常、颅内血管畸形、颅内占位性病变、产伤、脑外伤、中枢神经系统感染等。

（4）家属或本人强烈要求用药，因为患者是否再发，有时难以预测。

问题4：联合用药的原则是什么？

联合用药应在医生的指导下进行并遵循以下原则。

（1）按发作类型选择药物。

（2）尽量选择不同作用机制的药物联合。

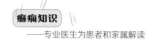
（3）尽可能不增加原有药物的不良反应。

（4）药物间相互作用少。

场景十五

患者孙某，男性，12岁，大发作病史2年，服用丙戊酸钠治疗仍有发作。每年发作1或2次，家属听说别人的孩子也有癫痫，服用的是卡马西平，并且控制良好，有1年多没有发作。于是家属自行给孩子停用丙戊酸钠，给予口服卡马西

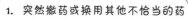

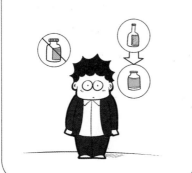

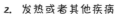

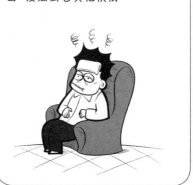

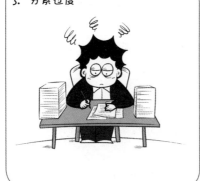

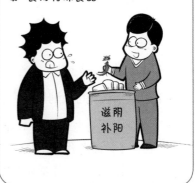

平。换药后3天，患者因全身强直-阵挛癫痫持续状态，急诊入院。

问题1：患者为什么会发作突然加重？

患者发作加重与以下两个因素有关：

（1）突然撤换药。在药物撤换过程中，应逐渐增加新药，在确认新药有效且患者能够耐受的情况下，才能渐减少原来药物的剂量。

（2）换用了不恰当的药物。每种药物对特定的一种或几种发作类型有效，如果选择了不恰当的药物，不但不能起到治疗作用，反而会加重癫痫发作。

这也是为什么医生要强调根据每个患者不同病情个体化治疗的原因。所以，应咨询专业医生来进行选药和撤换药。

问题2：如何根据癫痫的发作类型选择药物？

癫痫发作类型不同，选择使用的药物也不一样。例如，全面性发作多选丙戊酸、拉莫三嗪、左乙拉西坦、托吡酯、苯二氮卓类等；局灶性发作可选择的药物较多，例如卡马西平、奥卡西平、托吡酯、苯巴比妥、苯妥英钠等。应该强调，不同的发作类型和不同的患者，对同一种药物的反应可能不同，应咨询专业医生量身定做治疗方案。

场景十六

患者陈某，男性，12岁，患者8岁时无诱因出现意识丧失、四肢抽搐，持续约5分钟缓解，医院诊断为癫痫。经正规治疗后发作完全控制，3年未复发，考虑停药。随父亲来诊。

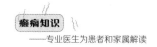

问题1：我儿子已经3年没有发作了，能减药或停药吗？

何时减、停药物是家属很关心的问题，也是医生非常难回答的问题。现有证据显示，70%～80%的癫痫患者经药物治疗后发作可以得到控制，其中超过60%的患者在撤除药物后无发作。在开始减药后的2年之内，约30%的患者可能再次发作，绝大部分发作出现在开始减药的最初9个月内。

一般来讲，患者在药物治疗的情况下，2～5年以上完全无发作，可以考虑停药。目前孩子已经3年未发作，可以与医生探讨减停药物的问题。医生会根据孩子的病因、癫痫综合征类型、脑电图情况、孩子的生活状态等进行综合分析后帮助患者做出决定。但是，患者及其家属必须要充分理解撤停药物可能引发的再次出现发作的风险。是否及如何减停药物需要咨询专科医生，在其指导下进行。

问题2：为什么减、停药前要复查脑电图？

预测癫痫是否再发是极其困难的，3年没有发作令人高兴。但是，无论是患者还是医生都非常关心减、停药后是否会再次发作。这需要对孩子的疾病诊断、病因、发作类型、服药过程、神经系统查体、脑部影像学及脑电图检查等进行综合评估，进而判断其是否有可能复发。复查脑电图能协助医生评估孩子目前脑电的状况，帮助医生做决定。如果孩子的脑电图已恢复到完全正常，减药后复发风险相对较低。但若脑电图仍有问题，医生会结合前述的各项情况，综合评估撤停药风险，以确定是否减、停药。应当知道，即使脑电图正常，减、停药也有一定的复发风险。

问题3：什么情况下，减、停药复发的风险高？

减、停药后复发的危险因素包括癫痫病史长并在发病早期没有及时控制、存在多种癫痫发作类型、有器质性脑损伤、合并有神经系统功能缺损以及脑电图始终存在异常。

问题4：规律减药、停药后哪些因素可能导致复发呢？

癫痫本身就是以反复发作、每次发作的不可预知性、药物治疗的长期性为特征的。患者经过正规治疗，遵从医嘱逐渐停药后还是有一定的复发概率。复发的主要原因：①与患者本身所患疾病有关。同许多其他疾病一样，至今科学家尚未完全研究清楚癫痫发病的机制，故目前所有抗癫痫药物主要是控制癫痫发作，而不能阻止癫痫发生。当撤停药物后，因为癫痫源仍存在，故有可能复发。②私自调整药物。患者不按医生指示执行，跟着自己的感觉走，觉得最近不会复发就加快减药速度。③自律不足。当发作减少又逐渐减、停药物时，患者忘记平时的注意事项，开始大量饮酒、长时间上网、玩游戏、不按时休息，或者对于婚姻、家庭、工作中出现的问题不能正确对待，过于焦虑、心态不好，均可能诱发癫痫复发。总的来讲，定期复诊并严格遵循医嘱，注意生活起居，避免情绪过于波动，会减少复发概率。这方面，家属也要对患者面临的问题进行疏导和宽慰，使患者有一个良好的心理、生活环境。

问题5：若可以的话，怎样减药、停药呢？

患者经过评估并确定减药、停药后，通常会逐步、缓慢地进行，常在6～24个月内完全停用。一般情况下，一次只减、停一种药物。在停掉一种药物之后，至少间隔1个月，如仍无发作，再撤掉第二种药物。在减停苯二氮卓类（即安定类）药物及苯巴比妥时，由于可能出现药物减停相关性综合征和/或再次出现癫痫发作，速度需要更慢。若在撤药过程中再次出现癫痫发作，则需要将药物恢复至减量前一次的剂量。

场景十七

患者郭某，男性，42岁，体重85kg。患者1年前因大面积脑梗死，于我院行去骨瓣减压术及内科康复治疗，仅遗留轻微左侧肢体活动不灵。术后3月，患者睡眠中突发意识丧失、四肢抽搐、小便失禁，持续约4分钟缓解。发作2次后就诊，诊断为症状性癫痫，并给予口服丙戊酸钠抗癫痫治疗。服药后仍发作1次，体重增加明显。妻子陪其来诊。

问题1：我丈夫仍有发作，是否需要换药治疗？

在癫痫治疗过程中，通常我们会在下列情况下考虑换药。首先，发作控制不好，即药物用量已达到最大，或虽未达最大量，但出现明显不良反应且效果不满意。其次，过敏反应。若患者对所用药物过敏，一经发现应立即停药，以免病情加重。再次，不良反应太大。有时候发作完全控制，但药物不良反应太大令患者不能忍受，也应该考虑换药。患者目前丙戊酸钠仍有加量空间，但服用后体重增加明显，且无其他原因，考虑丙戊酸钠不良反应。对于脑梗死患者来讲，体重过重会引起一系列不利问题，可以考虑换药。

问题2：怎样换药呢？

一般情况下，如果一种抗癫痫药因为不良反应或仍有发作而治疗失败，可以试用另一种药物并加量至足够或者最大耐受剂量后将第一种药物缓慢地减量。也就是说，继续服用原来的药物不变，把预计服用的新药逐步加量，如果用药后无明显的不良反应，且取得了比原来更好的效果，则由小剂量开始逐渐减去原药物。

问题3：药店中同一种药物有不同的生产厂家，这些药物都是一样的吗？是否可以替换使用呢？

　　一般来讲，即使是同一种药物，不同的厂家生产出的剂型、商品名也不同。而抗癫痫药物随制剂的不同，在生物利用度和药代动力学方面会有差异。比如普通片与缓释片的半衰期有明显不同，也就是说，服用同样剂量不同剂型的药物，可能会产生不同的效果。若随意替换药物，就存在使疗效降低或不良反应增加的风险。推荐固定使用同一生产厂家的药品。

场景十八

患者曹某，女性，25岁。患者15岁时突然出现头后仰、

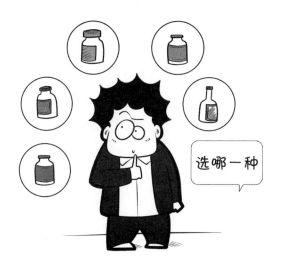

意识丧失、四肢僵直，持续约10分钟缓解。外院诊断为癫痫，并开始服用抗癫痫药物。目前服用拉莫三嗪、卡马西平、丙戊酸钠、氯硝西泮、苯巴比妥、苯妥英钠，仍有癫痫发作，1次/天。父亲随其来诊。经详细诊察后，诊断：结节性硬化症、症状性癫痫。

问题1：我在报纸上看到有一种难治性癫痫，我女儿会不会是那种癫痫？

首先，难治性癫痫并不是一种癫痫，而是一类癫痫的总称。它主要指的是采用正规的药物治疗未能有效控制的癫痫。你女儿患结节性硬化症，继发症状性癫痫，癫痫发作病程相对较长，并且控制不佳，容易成为难治性癫痫。

问题2：什么原因引起难治性癫痫？

难治性癫痫的形成机制至今仍不十分明确。但是，某些癫痫存在如脑发育异常、脑肿瘤、脑外伤、脑血管病、代谢性疾病、缺氧、感染、寄生虫等病因导致颅内存在异常病灶，也正是由于颅内异常病灶的持续存在，致痫灶的异常放电不能用药物消除，药物无法控制癫痫发作而表现为难治性癫痫。在成人，颞叶癫痫，特别是有海马硬化的颞叶癫痫最容易发展成为难治性癫痫；在儿童难治性癫痫中，脑皮层发育不良较为常见。

问题3：有的医生说我的孩子是"耐药性癫痫"，那还有什么治疗办法吗？

"耐药性癫痫"与前面说的"难治性癫痫"不完全一样，它突出的特征是对"一线"抗癫痫药物"耐药"，因而用传统的治疗方法难以奏效。实践证明，合理的多药联合治疗可使50%以上耐药性癫痫患者的发作明显减少。当然，多药联合治疗并不是随意地将多种药物合用，而需要遵循一定原则。另外，近年来开始在临床上应用的新型抗癫痫药，也逐渐成为治疗耐药性癫痫的主要药物。此患者目前已经服用了多种抗癫痫药，如果经过专科医生进一步调整用药后，仍然效果不好，就成为"难治性癫痫"。目前认为，部分难治性癫痫可以从外科手术中获益。另外，对于经抗癫痫药物治疗发作频率未得到控制，又不适合接受手术切除治疗的难治性患者，还可到有条件的癫痫中心，考虑进行迷走神经刺激术等"神经调控"疗法。

问题4：哪些癫痫患者不适宜进行手术呢？

若癫痫患者存在以下情况，则手术应暂缓或不宜考虑：①患者年龄过大，相关检查提示脑部有明显退行性病变表现，估计手术效果不佳者。②有明显与癫痫发作无关的精神症状，如偏执、抑郁、精神分裂症等。③患者的智商低于60，应根据具体病例，酌情考虑。

问题5：难治性癫痫是否需要手术治疗？

能否采用手术治疗，首先要看有没有手术的指征。一般来说，接受手术治疗的病例致痫灶必须十分明确；要切除的病灶应该是局限的；切除这个病灶后不会留下严重的合并症。其次，只有药物治疗确实无效的患者才考虑手术治疗，但脑内有明确致痫灶者不在此列。当然，有些全面性癫痫发作、致痫区定位困难或为多灶性、致痫区位于脑重要功能区的难治性癫痫患者，也可以做"姑息性"手术（如胼胝体切开术等）。重要的是到有条件的癫痫中心，进行多学科专家参加的"术前评估"，以确定是否适于外科治疗。

问题6：如果病情符合手术指征，手术后是不是就一定能痊愈呢？

手术效果通常要根据癫痫发作的类型来判断，手术治疗效果比较理想的是局灶性癫痫，全面性癫痫也有一些其他的手术方法，效果因人而异、因病因而异。并不是所有的癫痫都能通过手术而治愈。因此，对拟行手术治疗的患者，应由神经内、外科，电生理、神经影像、神经心理等多科医生共同进行"术前评估"以确定能否手术和手术方式。

场景十九

患者靳某，女性，26岁。患癫痫11年，长期服用拉莫三嗪控制，近1年3月未发作。准备怀孕。丈夫陪其一同就诊。

问题1：我妻子准备妊娠，她是否可以停药？

妊娠与癫痫之间的关系复杂，妊娠可能影响癫痫的发作，癫痫发作也可能对妊娠妇女及胎儿造成影响。考虑到癫痫发作同样会对母体和胎儿造成影响，因此，不主张仅

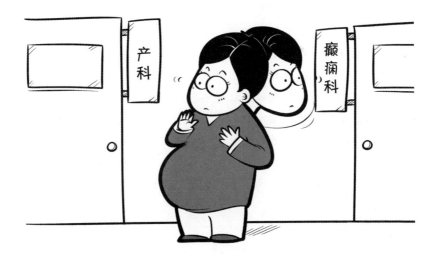

仅因为妊娠需要而停用抗癫痫药物。目前患者服用的抗癫痫药物——拉莫三嗪对胎儿影响较小。所以，暂不宜停药。一般来讲，只有在确定停药后癫痫复发的可能性较小的前提下，才可以考虑在受孕之前停用抗癫痫药物。

问题2：妊娠期治疗中需要注意什么？

首先，继续服用抗癫痫药，不能停止治疗。因为妊娠期的发作，特别是全面强直-阵挛发作，有可能造成母体外伤，导致流产或对胎儿的其他损伤。其次，尽量简化治疗药物。单药治疗可以明显减少胎儿畸形的发生，患者最好每天分3或4次服药或使用控释片，避免高血药浓度。目前患者仅服用拉莫三嗪，满足这个注意事项。但由于孕妇代谢速度增快，体重会逐渐增加，故需要将药物剂量适当增加，必要时需要监测血药浓度。再次，患者应补充足量的维生素、微量元素和叶酸，保证充足的营养和睡眠，尽量避免服用其他药物，禁止饮酒。

问题3：有人说，某些抗癫痫药能引起胎儿畸形，是这样吗？

孕妇长期应用丙戊酸对胎儿可能有致畸的风险，尤其在使用大剂量丙戊酸（超过800mg/d）以及联合丙戊酸的多药治疗时。资料显示，虽然母亲应用抗癫痫药物胎儿畸形发生率为4%～6%，但是正常人群胎儿畸形的发生率也有2%～3%，所以，不能一旦出现胎儿畸形，就认为是服用的抗癫痫药造成的。

场景二十

我的父亲患有癫痫，我也有此病，现在我结婚了，想要孩子，我们家这个情况是否会遗传呢？如何能保证宝宝的健康？

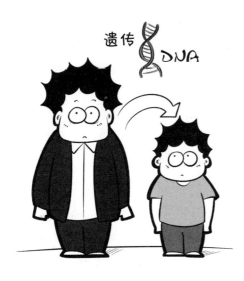
遗传 DNA

问题1：癫痫会遗传吗？

有些癫痫已经明确与遗传有关，其中的全面性癫痫有良性家族性新生儿惊厥、青少年肌阵挛型癫痫、儿童失神癫痫等；部分性癫痫有常染色体显性夜发性额叶癫痫、儿童良性癫痫伴中央-颞部棘波。症状性癫痫有进行性肌阵挛癫痫（PME）、Lofora病、安瓦瑞特-龙博氏（Univerricht-Lundborg）病、（神经元）蜡样脂褐质沉积症、脑皮质畸形、线粒体脑病等。随着医学的发展，越来越多的癫痫被确定与遗传有关，患者在决定生育前应向医生进行详细咨询。

问题2：癫痫是否能做基因检测？

对于患癫痫的高危人群，应当做基因检测。国内外研究迄今已发现了70余个"候选"癫痫基因，其中包括大部分编码离子通道蛋白及相关调节因子、膜蛋白或参与信号转导的酶和细胞因子的基因。特别是对于一些癫痫综合征的研究，如良性家族性新生儿癫痫（BFNC），BFNC1的致病基因已准确定位。青少年肌阵挛性癫痫的遗传方式较为复杂，有多基因遗传、常染色体显性遗传、常染色体隐性遗传。癫痫的遗传方式和致病基因的致病性十分复杂。所以，患者在计划生育前，应详细向医生进行遗传咨询，必要时做产前诊断。

场景二十一

患者王某，男性，10岁。3岁时头部意外受伤，当时没有意识障碍。4月前行走时出现左上肢抖动约1分钟后，突然倒地、意识丧失、口吐白沫、四肢抽搐、双眼上翻，喊叫，大约持续7分钟左右缓解。4天前再次发作。颅脑MRI：右侧顶叶异常信号，考虑软化灶。母亲带其来诊。诊断：症状性癫痫。

问题1：作为家长，孩子发作时我非常害怕，惊慌失措，请问，遇到这样的情况应该如何正确处理？

出现癫痫发作，人们往往手忙脚乱。什么才是正确的癫痫救治方法呢？下面的几个原则需要大家了解与掌握：

患者抽搐时，应该让患者立即躺下，让其侧卧或仅使头部偏向一侧，使口腔分泌物自行流出，防止唾液误入气道，引起吸入性肺炎。同时，还要把患者下颌托起，防止舌头堵塞气道。

不要试图在患者口中放任何物品，如木筷、勺子等。有些家属担心患者发作时咬伤舌头，情急之下将自己的手指放在患者的牙齿间，这样做不仅对患者无益，还会伤及自身。

用软垫保护患者的头部，预防意外伤害，移开患者周围尖锐、硬、烫之物，以免受伤。

发作结束后，轻轻将患者放置于良好的恢复姿势以改善呼吸。

救助者应等到患者完全恢复后再离开。不要在患者完全恢复之前喂其任何东西。

不要采取措施企图弄醒患者。可以刺激或点压人中、

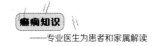

合谷、足三里、涌泉等穴位。患者发作持续超过5分钟仍不停止需即刻送往医院。

问题2：癫痫发作时，家属或旁人应注意观察哪些方面？

癫痫发作时，患者表现出的症状对于医生诊断和分型具有重要的意义。因此，癫痫发作时，家属在进行急救的同时，还应该详细观察患者的表现，以供医生诊断时参考。如能录像记录，则更好。

（1）发作前。

患者有没有先兆症状，如有无幻觉或错觉，肢体有无麻木或针刺感，有无胃肠反应，有无恐惧，有无情感反应，有无行为改变等。

应注意观察患者发作时正在做什么，如运动、看书，或是玩电脑；有无心慌、胸闷、出汗等。

患者的什么运动引起了旁人的注意，如叫喊、摔倒、痉挛或是点头、摇头。

患者发作的时间和地点是白天还是夜晚，若是夜晚，是夜晚睡觉中发作，还是未入睡时发作，是在有人的场合发作，还是在无人的场合发作。

（2）发作中。

患者的头、眼睛以及肢体是怎样运动的？抽搐是双侧同时开始或自哪一侧开始，哪一侧或哪一个肢体抽搐最重、持续时间最长？发作时头、眼有无向一侧偏斜，口角是否向一侧歪斜？

患者是否丧失意识？与其对问话有无反应？面色如何、有无潮红或苍白？是否咬到舌头？是否大、小便失禁？有无摔伤？

除以上内容，患者还应准确记录以上事件持续的时间。

（3）发作停止后。

患者是否昏昏欲睡？呼吸、说话、行动是否有异常？意识如何，有无判断力？这样的状态持续了多长时间？患者发作之后能否回忆自己发作当时的情况？

问题3：癫痫发作有哪些诱发因素？

目前，研究结果表明，癫痫可能的诱发因素包括发热、感染、过度劳累、睡眠不足、精神因素（学习压力大、精神紧张、恐怖、激动、惊吓等）、长时间看电视或电脑、意外事件（外伤、手术、溺水等）、过饱、饮酒、喝浓茶、食用含大量咖啡因的食品、服药不规律，以及随意加药、减药或者突然停药。以上因素可导致癫痫控制不良，直接影响抗癫痫治疗的效果，应尽量避免。

问题4：癫痫患者日常生活中应注意哪些问题？

尽量避开容易诱发发作的因素，但不能过分困扰自己。

保持最小的精神压力，如果精神压力成为自己的负担，则要学会正确处理，及时减压。

避免过度疲劳，保证充足的睡眠。

不喝酒，不暴饮暴食。

外出离家时，确保带足够剂量的抗癫痫药物。

如果患者独自生活，要保证能及时与亲戚、朋友或邻居取得联系。

保持乐观的态度，不要让癫痫过分限制自己的生活。

场景二十二

患者杜某，女性，22岁。患癫痫10年，目前服用拉莫三嗪，病性控制良好，已经有1年3个月未出现发作。这次母亲

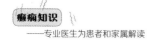

陪其就诊，在就诊过程中，母亲和患者都忧心忡忡，对于女儿的工作和生活有很多顾虑。

问题1：癫痫患者可以驾车吗？

癫痫患者驾车可能使公众处于危险中。癫痫患者如果驾车期间发作，对司机本人和乘客，以及对路面上或附近的人，都是很危险的事。因此，癫痫患者驾车通常会受到限制。不但癫痫发作本身可引起意外事件，而且抗惊厥治疗也经常出现嗜睡。癫痫患者发生交通意外的概率是正常人的7倍。因此，大多数国家及我国的癫痫患者，法律上禁止或限制驾车。

我国交通法规规定癫痫患者不能取得驾照，可是有些患者由于不发作时如常人，所以隐瞒病情考取驾照，造成本人和/或他人不幸的事件屡有发生。从另一方面讲，如果癫痫发作控制良好且两年以上无发作，可否经医生确认后考取驾照（一些发达国家是这样做的），值得研究。这样做，或许会减少"隐瞒病情"的违法事件，反而有利于交通安全。

问题2：癫痫患者应避免从事哪些工作？

尽量避免高空、炉前、驾驶等危险性高的工作，也应尽可能避免导致作息时间不规律的工作。另外，对某些患特殊癫痫综合征的患者还有特殊要求：如光敏性癫痫患者应避免长时间使用电脑、避免在灯光变化较多的场合工作。

问题3：日常生活中，癫痫患者在安全方面应该注意哪些问题？

癫痫发作的时间和地点不可预测，为了避开不必要的损伤，在日常生活的各方面亦应该给予指导。

在厨房中：癫痫患者做饭时使用微波炉更安全。如果仍用炉火，注意炉火开口要远离患者，锅的把柄向后，避免移动热锅。

在客厅中：避免使用开放的火炉，避免拖在地板的铁丝和电线，放置软且容易清洗的地毯，在窗户和门上尽量安装安全玻璃。

在卧室中：选择宽且低的床，在地板上放置柔软的地毯。

在洗澡间：洗澡前必须告诉家中其他成员，避免单独一个人时洗澡；选择淋浴相对安全，水不能过热，洗澡时不要锁门；洗澡间的门应该向外开，这样在患者跌倒时不至于把门锁死。

问题4：如果癫痫患者在家发作频繁该怎么办？

癫痫患者应在家中应备足常用药物。另外，可以在家中准备一些快速发挥作用又使用安全的药物，如水合氯醛、地西泮（安定）灌肠剂、栓剂等，患者家属要掌握药物用法，以备患者发作频繁时使用。

场景二十三

患者吴某，女性，6岁。8月前睡眠中突然大叫一声，随即呼之不应、头向后仰、双眼上翻、四肢抽搐，伴有小便失禁，持续约3分钟，抽搐缓解，入睡。半月前再次发作，症状同前。初诊：癫痫。母亲带其来诊。

问题1：癫痫发作是否会导致死亡？

癫痫患者的病死率是健康人群的2～5倍，癫痫患者突然意外猝死（SUDEP）是癫痫的直接死因，常发生于慢性癫痫患者。除了未及时救治或治疗不当的癫痫持续状态

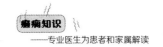
可造成患者死亡，在发作过程中死亡是罕见的，但是也有发作造成事故（溺水、烧伤、车祸等）和发作过程中心律失常导致患者死亡的情况。

问题2：癫痫突然意外死亡是怎么回事？怎样预防？

癫痫突然意外死亡，简单讲就是癫痫患者在发作间期发生突然的、意想不到的死亡。确切的发病机制目前尚未阐明，可能是多种危险因素共同作用的结果。从预防角度来讲，需要癫痫患者提高依从性，按时按量服用药物，避免饮酒等，定期监测血药浓度，以及进行心脏方面的检查。以上措施可能会有效预防意外的发生。

问题3：孩子马上就要上小学了，癫痫对她的智力有什么影响？

虽然大部分癫痫患者的智力正常，但和他们相同年龄及教育背景的健康人群相比，癫痫患者更易受到智力的损害。癫痫患者有时合并智力低下，与许多因素有关。许多神经系统疾病既能引起智力障碍，又会引起癫痫发作，如新生儿期重度窒息、严重的颅内出血、先天性脑发育畸形或一些遗传性疾病（如结节性硬化症）等，都可以引起癫痫发生，而且患者常合并智力低下。患者有时先表现出智力障碍，以后才出现癫痫发作。出生后发生神经系统感染（如脑炎、脑膜炎）或严重脑外伤后遗症等，也常引发智力障碍和癫痫。此外，癫痫的发病年龄、发作次数及癫痫的类型都与智力有关。总之，癫痫患者出现智力障碍的原因很多，且与癫痫的病因、发作类型、起病年龄、发作次数等有着密切关系。

孩子如果现在没有表现出智力损害，不必过于担心，只要遵医嘱，接受规范治疗，良好控制癫痫发作，智力损害会尽量降低。

问题4：如果需要服用抗癫痫药物，药物会对孩子的智力产生影响吗？

　　癫痫患者长期服药，如果合并智力障碍，易误认为智力障碍是服药所致。抗癫痫药物对智力的影响，每个药的情况不太一样。有人认为，患儿应用苯巴比妥的早期，药物可对其认知及行为产生影响，以后逐渐不明显。也有人认为，苯巴比妥对部分患儿的智力有影响，如果血药浓度达到中毒范围，影响更明显。苯妥英钠对记忆、智力、反应速度等方面均有一定影响，而且血药浓度越高影响越明显；即使在有效血药浓度范围内，患者无任何药物中毒的临床表现，也能使患儿反应迟钝。卡马西平和丙戊酸钠对儿童的认知功能也有影响。

　　虽然，有些抗癫痫药物会对认知功能产生一些影响，但大量研究结果表明，癫痫经过药物治疗，发作得到控制以后，虽然继续用药，但患儿的智商和记忆商均有明显提高。总之，服药对患儿是必要的。反之，如不应用抗癫痫药物，发作不能控制并造成脑损伤，智力更容易出现减退。

问题5：报纸上有时能看到一些治疗癫痫的"纯中药"，是否不良反应小些？另外，我还听说可以用"埋线""吃灰"等方法治疗癫痫，不知能否试试？

　　癫痫是神经系统的常见疾病，有些不良商家利用患者及家属治病心切的心理，用广告误导治疗。有些广告用"祖传秘方，无不良反应"及"能除根"等词诱导患者进行治疗。据一项涉及18个省、市的调查结果显示，76种中成药中均含有西药成分。我们坚决反对在中药中添加西药成分，但又不明确告知患者。这种欺骗行为使

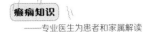
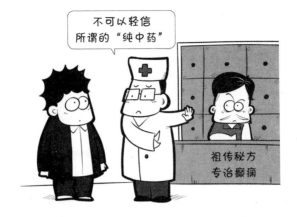

患者不了解所服用的抗癫痫药物。当发作不能控制时，找不到明确的原因。即使发作得到控制，也不能及时发现产生的不良反应。对于新患癫痫的患者来讲，若是用药不明以致控制不良而使病情迁延，易形成医源性难治性癫痫。

现有证据显示，大多数癫痫患者的长期预后与发病初期是否进行正规抗癫痫治疗有关。早期治疗者的发作控制率较高，停药后的复发率也较低。开始治疗的时间越迟，以及治疗前的发作次数越多，转为药物难治性癫痫的可能性越大，并且停药后也越容易复发。

至于"埋线"治疗癫痫，直至目前还没有证据显示其有效性。"吃灰"根本就是迷信行为，绝不要用患儿的身体去试验无效的方法，耽误了宝贵的治疗时机。

问题6：服用抗癫痫药物期间，得了其他病需要注意什么？

当癫痫患者在服药期间患了其他疾病（如常见的上呼吸道感染、腹泻）时，不少家属担心同时服用的多种药物之间相互影响，临时停服抗癫痫药物，这是十分危险的。因为突然停服抗癫痫药物，有可能导致严重的癫痫持续状态。科学地讲，在服用抗癫痫药物治疗过程中患了其他疾病时，因发热、腹泻等会加速药物的排泄，使血药浓度暂时降低。因此，需暂时增加一些抗癫痫药物的剂量。患者在因其他疾病就医时，一定要告诉医生自己患有癫痫，并讲清楚目前的服药情况，以免带来严重后果。

问题7：孩子要上小学了，能上体育课吗？

一般来讲，这主要取决于癫痫发作的控制情况。需要注意，没有哪项活动是绝对安全的，即使对于健康人也是如此。因为患有癫痫就禁止孩子从事一切体育活动，显然是不合适的。如果发作没有得到很好的控制，也可以考虑让其参加低风险的运动。例如，散步、跑步、跳绳、篮球、排球等。实际上，癫痫患者从事这些活动时，受伤风险并不比非癫痫患者高，出现严重意外的风险也不大。如果最近3个月无发作，患儿参加多数体育课项目都不受影响。

场景二十四

患者王某，女性，17岁。患者3年前出现右侧口角抽动，右侧面部麻木，持续数秒，1次/天，未重视。2年前口角抽动后，随即右侧肢体僵硬、倒地、意识丧失，约1分钟缓解。脑电图检查提示异常。医院诊断为癫痫。给予口服拉莫三嗪缓慢加量控制病情。患者服药第14天，每天25 mg，1次/晚，出现全身皮疹、瘙痒，发热，体温37.5～38.5℃。母亲带其于医院急诊。

问题1：这是抗癫痫药物引起的皮疹吗？

根据患儿的表现，这是抗癫痫药物引起的皮疹。皮疹的临床表现形式是多种多样的：有的皮疹是全身的，有的皮疹只在局部出现；有些大片出现，有的则散在呈点状。皮疹经常在服药前4周出现，患者往往是初次服用这种抗癫痫药物，或是服用了两种以上的抗癫痫药物。尽管引起皮疹的原因多种多样，但大多数的皮疹比较轻，停药后能够消失。应注意，一旦发生了皮疹，一定要告诉医生，有些皮疹是非常严重的，甚至患者只服用了一次药，就可以导致严重的剥脱性皮炎，必须特别小心。

当然，出现皮疹也不必太害怕，因为皮疹的出现可能与抗癫痫药有关，也有可能是食物或其他因素引起的过敏反应。为此，出现皮疹时要冷静，要向医生详细叙述发现皮疹的全过程，包括服药时间、服药天数、出现皮疹的时间，以及出现皮疹前后的饮食、生活环境是否有变化，是否还用过其他药物等。这些都有助于医生对引起皮疹的原因进行正确判断，以便做出正确的诊断，及时进行处理。

问题2：抗癫痫药物还有哪些不良反应？

服用抗癫痫药物的第一周，可能的不良反应包括疲劳、腹部不适、头晕、视力模糊等症状。如果患者提前了解这些情况，并且缓慢增加药量，多数患者是可以耐受的。服药数周或几月后，这些症状可能就消失了。当然，并不是每位患者都会出现不良反应。不同的药物有不同的不良反应，不同的患者的不良反应可能有不同。

问题3：为什么会出现不良反应？

实际上，任何药物在产生治疗作用的同时，都会产生不同程度的不良反应，抗癫痫药物也不例外。药物不良反应是因人而异的，并不是每个服用者都会出现相同的不良反应，其出现不良反应的程度也各异。大多数原因取决于药物的剂量以及服用者对药物的反应。不良反应大多出现在服用药物的初始阶段，或者增加药量的时候。多数时候，这种不良反应很轻微，持续时间较短，并且能够通过调整药物剂量消除。

问题4：患者服用抗癫痫药物后，应注意哪些方面？

癫痫患者确诊并开始药物治疗后，应注意观察以下几个方面，以便发现不良反应，并及时处理。

服药后癫痫发作的控制情况，有无头痛、头昏、嗜睡、无力、恶心、呕吐、腹痛、腹泻、皮肤瘙痒、皮疹等。

精神状态、智力情况，皮肤有无红肿、丘疹，毛发有无增生或脱落，齿龈有无增生，肝脏有无压痛及肿大等。

在治疗的初始阶段、中期及减药开始和减药过程中，患者要按医生要求复查脑电图，观察脑内癫痫放电的控制情况，以便指导药物剂量的调整及减药速度。

定期复查，包括白细胞计数、分类，血小板计数及出凝血时间等。

定期复查肝功能，包括转氨酶、胆红素及血氨等。

问题5：有些抗癫痫药物是不是可以引起骨质疏松？

抗癫痫药物引起骨质疏松比较常见。患者如果服用卡马西平、苯巴比妥、苯妥英钠、扑米酮、托吡酯、丙戊酸钠，应该在医生的建议下，服用钙剂和维生素D。妊娠期的患者可能还要加大维生素D的剂量。另外，经常进行一些常规的体育锻炼对于维持骨健康也非常重要。

问题6：抗癫痫药物会损伤神经系统发育吗？

抗癫痫药物是通过减少大脑中神经细胞的兴奋性发

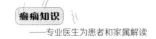

挥作用的。同时，药物也会抑制正常神经细胞的活动，可能损伤认知功能，比如注意力、情绪、精神和运动速度等。

问题7：何种情况下抗癫痫药物会导致认知损害？

关于这个问题，难以笼统回答，请仔细阅读抗癫痫药物有关方面的说明书。当两种药物联合使用并且浓度过高时，认知过程比如思考和记忆会受到影响，减药后会有所改善。

问题8：出现不良反应后，应该如何处置？

一直以来，抗癫痫药（AEDs）的不良反应备受关注，它常常是患者自行停药的原因。约31%服用传统AEDs的患者出现不良反应，新型AEDs不良反应的发生率是安慰剂的1.4~4.2倍。

AEDs常见的不良反应会在一定程度上影响患者的生活和学习，比如头晕、疲乏、轻度认知功能下降、体重改变等，患者出现这些情况不要轻易停药。

有些不良反应虽然不严重，但影响患者的心理和社会生活，如女性患者的齿龈增生、多毛症、体重增加等，令患者不能耐受。出现以上情况可以考虑在医生指导下停药或换药。

若出现严重的不良反应，如皮疹、造血功能抑制（白细胞、血小板降低等）、严重的肝脏功能受损及认知功能障碍等，须报告医生，在医生指导下停药或换药。

患者服药期间应该注意自我观察，出现不良反应，及时就诊。

问题9：出现什么样的不良反应需要及时就诊？

当服药出现口腔溃疡、大疱，皮肤水疱、出血、腹部疼痛及压痛、脱发、发热、异常感染或者其他异常症状时，患者应该及时就诊。

问题10：抗癫痫药物有什么不可预知的不良反应？

抗癫痫药物不可预知的不良反应与药物剂量或血药浓度无关，而是与特异反应性体质相关。这些不良反应包括：皮疹，肝脏、胰腺的炎症或者功能衰竭，严重的血小板减少，致命性的再生障碍性贫血（由骨髓损伤导致血细胞生成障碍）。这些都是无法预测的。患者服药期间应该仔细阅读所服用药品的说明书，了解可能出现的严重不良反应的症状。注意观察，及时发现可能出现的症状，尽早向医生咨询，调整治疗方案。

问题11：既然抗癫痫药物存在如此多的不良反应，那么服用抗癫痫药物是否得不偿失呢？

这种想法是极其错误的。其实，当医生给癫痫患者开药的时候，已经考虑到了药物的治疗作用及不良反应两方面，考虑了怎样对患者更加有利。致命性的不良反应如皮疹引起的皮肤剥脱，白细胞减少引起的感染，血小板减少、肝脏损害引起的严重出血，这些都是非常罕见的。因此，相对于这些危险，不服药物导致癫痫发作引起的后果将更加严重。

场景二十五

患者麻某，男性，17岁。患者患症状性癫痫10年，以前发作很频繁，发作多在晚上睡觉时，3年前做了手术后，半年内发作控制良好，半年后变成白天发作，且越来越频繁。病情虽较以前有好转，但患者很苦恼，因为不知道什么时候

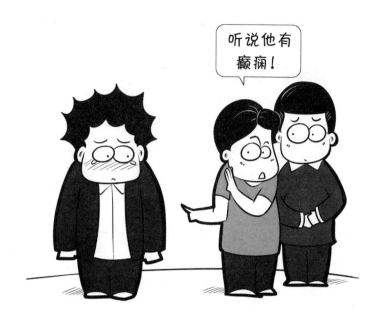

发作，害怕发作被别人歧视，不敢出门，出门也不敢走太远，情绪低落。

问题1：癫痫患者为什么会产生心理问题？

癫痫患者产生心理问题存在以下多方面的原因：

患者因患癫痫而感到耻辱，尽量掩盖自己的病情，减少来自外界的羞辱和歧视；由于多年疾病缠身、经久不愈，患者对治疗失去信心，常产生自卑感，情绪抑郁。

患者对癫痫发作感到恐惧，长期服用抗癫痫药物也给患者造成过重的心理负担。部分患者错误地认为癫痫是不治之症，在教育、求职、婚姻、生育等方面存在多种困惑。

家庭成员和公众受传统观念的影响，或是因对癫痫相关知识的缺乏，导致不能正确地对待癫痫患者，使患者不能积极融入社会，给患者的身心健康带来严重的负面影响。

问题2：癫痫的认知障碍有哪些？

　　癫痫的病因、频繁或持续的癫痫发作、大脑神经元的大量持续异常放电、部分抗癫痫药物，均对患者的认知功能有影响。记忆力减退是癫痫患者认知障碍中最常见的症状，其次是注意力分散、思维缓慢、言语障碍和职业技能降低等。

问题3：癫痫是否可能发生精神行为异常？

　　研究结果表明，10%～30%的癫痫患者存在精神行为异常，多表现为抑郁、焦虑和其他情绪的改变，如癫痫人格、精神分裂症样精神症状、神经症、智能衰退等。认知水平正常的癫痫患者，精神心理方面的问题更为突出。抑郁是癫痫患者最常见的精神障碍并发症。

问题4：癫痫患者是否需要心理治疗？

　　心理治疗是应用心理学的原理、方法和技巧，给予患者精神上的安慰、支持、劝解、保证、疏导和环境调整等，并对他们进行启发、诱导、教育，帮助他们认识疾病，了解发病的原因及症状，提高他们的认知水平，增加其对疾病治愈的信心，促进健康的恢复。因此，对患者的心理治疗也是十分重要的。

问题5：如何对癫痫患者进行心理治疗？

　　心理治疗是指医生或患者家属通过引导和劝慰、精神干预及行为修饰，使癫痫患者恢复对环境的正常适应性。一般说来，对癫痫患者的心理治疗应当从自身、家庭、社会三方面着手。

　　（1）患者方面：鼓励患者主动了解癫痫的有关知识，正视现实，要有勇气战胜恐惧，保持乐观、向上的心态，积极配合治疗，充分发挥自己的潜能和优势，使生活更美好。

（2）家庭方面：家庭成员应关心、爱护癫痫患者，多与其沟通，给患者战胜疾病的勇气和动力。同时，与患者一起学习癫痫的有关知识，积极配合医生治疗，细心照料患者的饮食起居，尽量避免诱发癫痫发作的因素和容易对其造成危险的事物，但也不要"过度保护"。

（3）社会方面：癫痫问题不仅涉及医学领域，也与全社会有关。癫痫患者的生活、学习、社会活动，应受到全社会的关怀与支持。因此，改善大众对癫痫患者的态度是全社会人员的共同责任。

由于某些人的偏见，癫痫患者在许多情况下会遭到拒绝与嫌弃，在交往上不受人欢迎。对于患者来说，他人的态度可以成为其心理障碍的原因。因此，努力改善大众对癫痫的认识及癫痫患者的态度是医务工作者和社会工作者共同的责任。

场景二十六

患者小米，男性，6个月。小米出生后一直很正常，可是最近无缘无故晨起后老是点头，每次持续1～2秒，10分钟内可以连续十几次。自从这种情况发生后，他的发育好像也倒退了，以前会坐，现在也坐不稳了。到医院进行检查，医生给他做了脑电图，诊断为婴儿痉挛症。医生说这种病很难治，要用激素治疗。

问题1：什么是激素？常用于癫痫治疗的激素有哪些？

激素是人体分泌的高效生物活性物质，对机体生理过程起重要的调节作用。激素有很多种，如肾上腺皮质激素、性激素、甲状腺激素、肾上腺髓质激素、降钙素等。用于治疗癫痫的激素主要是肾上腺皮质激素（泼尼松）和促肾上腺皮质激素释放激素（ACTH）。

问题2：激素治疗有效吗？

家属很担心激素的不良反应。

婴儿痉挛症是常见的于婴儿期起病的癫痫综合征，病因很多，包括后天以及先天遗传因素。如能早期改善脑电图并控制发作，则预后较好。建议小米现在接受治疗。主要的方法是使用糖皮质激素和抗癫痫药。糖皮质激素是推荐的一线治疗方法。

问题3：激素主要用于治疗哪种类型的癫痫呢？

某些特殊类型的癫痫综合征需要激素治疗，如婴儿痉挛症等癫痫脑病。

问题4：激素治疗婴儿痉挛症有效吗？

据研究，随着ACTH剂量的增大，其对几乎所有婴儿痉挛症的患者都有效。通常ACTH控制发作的有效率为60%，但对有明确病因且不能根治的症状性婴儿痉挛症，疗效较差。

问题5：激素可以长期使用吗？

对于婴儿痉挛症，激素治疗的疗程通常为1～3个月。

问题6：激素治疗有不良反应吗？为什么需要住院？

如果患者需要使用大剂量的ACTH，则需要住院治疗，因为可能发生心功能衰竭、水肿、感染、低钾血症等危及生命的不良反应，必须在医生的严密监测下进行。如果是小剂量的泼尼松（强的松），可以在门诊开展治疗，

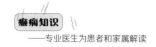

但也要在医生的指导下服用。

问题7：激素治疗好了，以后还会复发吗？

激素停药后有一定的复发风险，一个疗程结束后的复发率在30%~50%，必要时可以重复第二个疗程。

问题8：孩子年龄大了，激素治疗效果就不好了吗？

是的，一般认为，年龄越大，效果越差，最好能在3岁以前开始治疗。

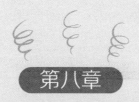

第八章

生酮饮食：癫痫的特殊治疗方法

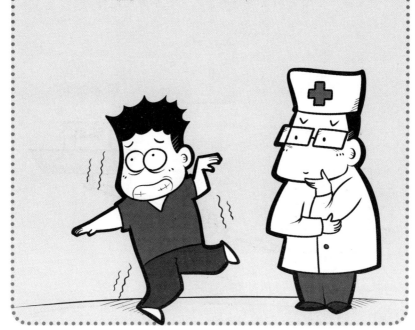

1. 我不想吃药，有没有"自然"的疗法可以治愈我的癫痫呢？

　　很多人都担心药物的不良反应，想寻找"自然"的方法治愈癫痫。除正规抗癫痫药物治疗外，还有一种特殊的"饮食疗法"，对一部分癫痫患者有效，它就是"生酮饮食（Ktogenic Diet）"疗法，对于药物难治性癫痫患者，可以考虑试用。

2. 什么是生酮饮食？

　　生酮饮食是一种高脂、低糖类（碳水化合物）和适量蛋白质的饮食。简单来说，就是要进食大量的脂肪，经典的生酮饮食中脂肪与非脂肪的比例为4∶1。它使人体的能量来源，从葡萄糖改为脂肪，从而控制癫痫发作。

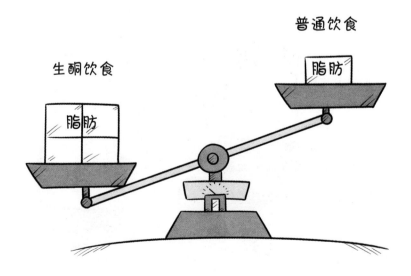

3. 人体的能量来自于什么？

人体的能量来自于三大营养物质：①碳水化合物；②脂肪；③蛋白质。

人体将碳水化合物转变为葡萄糖，然后氧化分解为人体提供能量。当葡萄糖供给不足时，人体就会动员脂肪以产生能量。在长期饥饿时，如果没有足够的脂肪，机体还会"燃烧"蛋白质，这样就会极大地损伤健康。

4. 所有的食物都是由三大营养物质组成的吗？

如果不计算水和矿物质成分，答案是肯定的！

（1）碳水化合物。碳水化合物是"糖"和"淀粉"类食物的主要成分，如白糖、米、面、土豆、番薯、芋头以及蔬菜和水果。

（2）脂肪。脂类是各种植物油（人造黄油、花生油、玉米油、大豆油等）和动物油（猪油、奶油、鱼油）的主要成分。另外，各种坚果类食品，如核桃、杏仁，花生等的脂肪含量也较高。

（3）蛋白质。蛋白质是各种肉、禽、鱼、蛋类的主要成分。豆类含蛋白质也较高，被称为植物蛋白。

大部分食物的主要成分就是三大营养物质，只是各种营养成分的构成比例不同。要想知道每种食物的具体构成，可以查阅书籍《中国食物成分表（第一册）》（杨月欣，王光亚，潘兴昌主编.第二版，北京：北京大学医学出版社，2009）。国家规定，各种加工食品也必须标明能量和三大营养物质的组成。

5. 脂肪对人体健康是有害的吗？

传统的观念认为，脂肪摄入过多会引起高脂血症，导致动脉粥样硬化和心脑血管病。所以，人们大力强调低脂

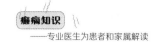

饮食的益处，认为脂肪本质是"坏的"。姑且不考察这些观点是否正确，至少在这里我们要说：脂肪是我们的"好朋友"，因为它可以帮助我们控制癫痫。

6. 生酮饮食是怎么发现的？

这一古老的疗法始于西方的圣经时代。在药物发明以前，曾是为数不多的治疗癫痫的手段之一。进食大量的脂肪，模拟禁食产生的饥饿状态，也可以治疗癫痫，因为这两种情况下机体都会产生大量的酮体。1924年，Peterman医生将这一理论付诸实践，取得了成功。这就是今天说的生酮饮食了。

7. 生酮饮食是一个流行的治疗方法吗？为什么好像从来没听说过呢？

生酮饮食在中国还是一个较新的事物，我国于2007年引入这一疗法，正逐步在国内开展。国外已经有很长的应用历史了，尤其是近20年来，这一疗法在世界范围内得到广泛应用。已有超过40个国家的80个癫痫中心将其作为难治性癫痫的治疗方法之一。

8. 生酮饮食能治愈癫痫吗？

研究结果显示，对于难治性癫痫，通过生酮饮食治疗，约有一半的患者发作能减少超过50%，约1/3的患者发作能减少90%，10%~15%的患者达到无发作。这比在2种药物失败以后，再使用任何一种新型抗癫痫药的疗效均高。但正如所有的药物和手术治疗一样，这种疗法无法对100%的患者都有效。因此，我们对疗效要有一个合理的期待。

9. 生酮饮食是如何发挥它的疗效呢？

正如癫痫的发病机制也未完全阐明一样，人们还不能确切地知道生酮饮食为什么能控制癫痫发作。但可以肯定的是，它可以通过影响机体，尤其是脑的物质代谢，发挥抗癫痫作用。

10. 生酮饮食疗法的适应证有哪些？

一般来说，生酮饮食适用于难治性癫痫患者，尤其是那些不适合手术的难治性癫痫患者。

11. 孩子刚诊断为癫痫，还没有开始吃药，想先试试生酮饮食治疗，可以吗？

可以，但需要患者及其家属有足够的耐心。由于这项饮食治疗较难操作，一般不作为首选疗法。很多人认为它是治疗癫痫"最后的选择"。随着操作方法的简化（如改良的阿特金斯饮食和低血糖生成指数饮食），对于某些类型的癫痫来说（如婴儿痉挛症等），它可以是首先的选择。对于本身就进食流质的婴儿来说，生酮饮食的操作则很方便，可以在早期使用。

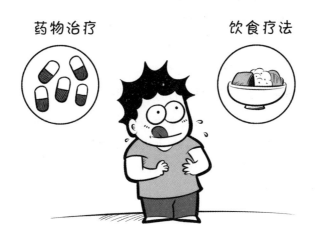

药物治疗　　　　饮食疗法

12. 生酮饮食对哪些癫痫患者效果最好呢?

坦白地说,我们还不完全清楚,有时候真的要"试过才知道"。然而,最近有一些研究结果提示,对以下几种类型的癫痫综合征,生酮饮食的疗效较好,甚至有人推荐其作为一线疗法。

(1)婴儿痉挛症:约2/3的患者可以减少大于90%的发作。

(2)肌阵挛-失张力(Doose综合征)癫痫。

(3)结节性硬化。

(4)葡萄糖转运体-1缺陷综合征。

此外,生酮饮食对于Lennox-Gastaut综合征、Dravet综合征、难治性失神癫痫、Rett综合征和某些线粒体疾病的效果也较好。

13. 生酮饮食不适合哪些人呢?

由于生酮饮食属于高脂饮食,存在脂肪代谢障碍的患者当然不能使用,如原发或继发肉碱缺乏、β-氧化障碍、丙酮酸羧化酶缺乏症等。因此,在癫痫病因未明的情况下,患者采用生酮饮食之前最好先做遗传代谢病的筛查,以排除脂肪代谢障碍性疾病。当然,对于那些营养状态非常差、有明确的手术指征、没有家属照顾的儿童来说,生酮饮食也是不适用的。

14. 是不是越早进行生酮饮食疗效越好呢?

研究结果发现,在儿童中似乎有进行生酮饮食的年龄越小,效果越好的倾向。但也有研究结果发现,青少年和成人的治愈率与儿童类似。因此,年龄应该不是一个影响疗效的主要因素。

15. 除了控制癫痫发作，生酮饮食还有其他好处吗？

我们都知道，在控制了癫痫发作后，患者的智力会有所改善。如果生酮饮食有效，我们就可以减少甚至停用抗癫痫药，减轻药物的不良反应。这也是部分家长选择该疗法的原因之一。

16. 在进行生酮饮食疗法时可以不吃药吗？

生酮饮食的首要目的是为了控制发作，第二个目的才是减少药物。因此，在进行生酮饮食的第一个月内，我们不主张改变任何药物。以后则可以根据疗效对药物进行调整。的确，有些患者可以成功地减停药物，但必须在医生的指导下缓慢进行，有些患者则可能还要长时间服用药物。

17. 生酮饮食疗法安全吗？

目前为止，生酮饮食是较为安全的。但是，任何一个有效的医学疗法都可能会有不良反应，生酮饮食也不例外，尤其是在患者身体还未适应时，有一定的危险性。所以，患者一定要在医生或营养师的指导下进行，不能在家中自行开展。

18. 生酮饮食要坚持多久呢？

与药物相似，如果有效，我们一般推荐患者坚持2年。2年不发作，孩子可以恢复正常饮食。当然，有些孩子因为效果很好，生酮饮食的实施也较轻松，愿意坚持更长的时间。

19. 我想采用生酮饮食治疗，谁能帮助我呢？

您可以咨询有生酮饮食治疗经验的神经科医生和临床营养师。

20. 怎样开始生酮饮食呢?

我们一般把生酮饮食分为三个阶段:住院前期的准备阶段、住院期、出院调整期。住院前期主要是与医生商讨衡量该疗法的利弊。涉及评估该疗法是否适合患者? 有没有禁忌证? 患者的进食喜好? 家属是否愿意为患者花费更多的精力和时间来坚持这种疗法? 一旦决定开始这种疗法,患者就需要与医生预约床位入院治疗了。在住院前,医生可能还会要求患者完成一些血液检查,以排除禁忌证。

21. 生酮饮食需要住院治疗吗?

是的。经典的4∶1生酮饮食由于脂肪比例很高,患者在一开始可能会产生低血糖、酮症酸中毒等较严重的不良反应,因此需要留院观察。一般的住院时间为5~7天。对婴幼儿来说,由于其机体调节功能发育尚不完善,可能需要更长的时间。

22. 住院治疗期间要做什么呢?

患者及其家属在住院治疗期间需要做的内容包括:①进行一些常规的检查(血液、小便、心电图、肾脏B超)。②开始摄入高脂饮食。这种高脂饮食以成品的形式提供,如生酮营养粉或奶,也可以以"普通"食物的形式提供。③住院期间会一天多次化验血糖和血酮,以保证安全。④家属接受医生或营养师的培训,共同制订一些食谱和方法,以便出院后在家中自行开展。

23. 在生酮饮食开始的时候一定要禁食吗?

禁食能够让患者迅速达到酮症状态,有时甚至引起戏剧性的发作改善,但家长通常觉得不忍心。最近有研究结果发现，禁食与不禁食，对患者3个月后的疗效没有影响。因此，有些中心现在不再采用禁食的方法，直接以总热量的1/3开始生酮饮食治疗。一般会在入院的前两天，让家长尽量减少患儿的饮食，不饥饿就不进食，且只进食鸡蛋、牛奶、肉、禽、蔬菜和水果，并在做菜时多放点油。通过实践以上方法，我们发现，有些患者入院时已有轻微的酮症。

24. 生酮饮食出院后需要多久复诊一次呢？

出院后的一个月内是精细的调整期，医生或营养师会根据患者的饮食喜好和发作情况，进行热量和食物等的调整。这是一个关键的时期，也是家属真正适应该疗法的时期。患者一般是每周复诊一次，没有条件的最好也要保持电话复诊，以得到专业的指导。一个月后，患者可以延长复诊时间，如一月、三月、半年等。复诊有时需要抽血检查，视医生的要求而定。

25. 患者出院后除了按食谱做生酮饮食，还需要做什么呢？

患者最好准备一个记录本，记录好以下内容：①医生交代的各项医嘱（包括食物热量和脂肪比例）。②孩子的饮食情况。如采用了什么食谱，什么时候使用了新的食材。这样，万一出现发作，可以更好地寻找原因。③孩子的身高、体重。医生可能会据此来调整策略和监测生长情况。④癫痫发作记录表。记录发作情况，下次复诊的时候，可以准确地告诉医生疗效。

26. 在家中需要准备哪些东西来开展生酮饮食呢？

的确，你需要准备一些东西，帮助开展该疗法，如厨房秤（对食物进行称量）、尿试纸（检测尿中的酮体和血细胞）、体重秤（监测体重）、量勺与量杯等。这些东西

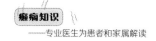

可以在网上或超市购买。

27. 为什么出院后要在家定期验尿呢？

观察尿中的酮体，是检验患者是否正确实施生酮饮食的指标之一。尿酮高说明做对了，尿酮低则反映没有做成功，需要检查烹饪方法。一般需要每周验尿3或4次，任何时间都可以验。如果你用尿八项试纸，它还可以验尿隐血，这样就可以知道尿里面是否有红细胞。这是早期发现肾结石的方法之一，推荐每周检验一次。

28. 按食谱做生酮饮食，是不是很花时间呀？

的确，生酮饮食中的每样食物都要根据食物成分表（或软件）来计算、称量，再制作，会花费家长较多的时间。但是，与可能得到的收益相比，如孩子的发作减少、不再外伤、发育进步，还是值得的。也有一些小窍门可以节约时间，比如同时做几餐的食物，贮存在冰箱里，临时加热；一次购买较多常用的食材，切成小份，临时直接取用等。

29. 做生酮饮食时，我可以吃哪些食物，不能吃哪些食物呢？

牢牢记住：这是一个高脂、低碳水化合物的饮食！

你一定要吃很多的油脂！包括常用的油（橄榄油、茶油、椰子油、豆油、葵花籽油、玉米油、坚果油，葡萄籽油、米糠油、亚麻籽油）、纯奶油和稀奶油、人造黄油等。要保证脂肪提供90%的热量，一般孩子每日会进食60～150克脂肪，相当于2/4～3/5碗（250 ml的常用饭碗）的油。

你可以吃：鸡、鸭、鱼、猪、牛、蛋等高蛋白含量的食物。

你可以吃：蔬菜和少量的水果。

你可以吃：一些坚果如花生，杏仁、核桃、瓜子等含油脂很高，糖类含量不高，是另一种口感好的脂肪来源。常可以作为零食使用。

你不能吃米、面、馒头、面条、土豆、红薯、芋头、牛奶、燕麦等高碳水化合物的主食类食品。

如果你愿意，可以用国内外生产的生酮配方产品来补充饮食，它们富含脂肪，也可以用其他富含脂肪的食品来代替。许多家长认为它们方便、实用，尤其适用于很小的婴儿。因为婴儿本就是以进食流质的食物为主，还可以用它们作为烹饪原料来做高脂的蛋糕等。在旅途中食用也方便。

30. 我可以吃超市里加工好的"腊肠、火腿肠、肉丸、鱼丸"吗？

不推荐！因为这些食物中添加了较多的淀粉，即糖类，会影响生酮效果。对于如此严格的饮食疗法来说，我们推荐购买未加工的"原始"食物，除非你非常清楚食物里面的成分并将其计算在内。

31. 哪些食谱是通常的生酮饮食呢？

中餐中的很多菜式都是很适用于生酮饮食疗法的，它们很好地将油脂隐藏在菜里面了。据我们的经验，茄子、胡萝卜、冬瓜、蘑菇、西兰花、鸡蛋都是很好的吸收油脂的食物，而猪肉和鸡肉是最常见的蛋白质来源。对中国人来说，各种烹调用油也是摄入油脂的来源。

32. 生酮饮食对饮食有严格的限制，我的孩子比较挑食，我担心他坚持不了，怎么办呢？

的确，生酮饮食与我们日常的饮食习惯不同，要吃很

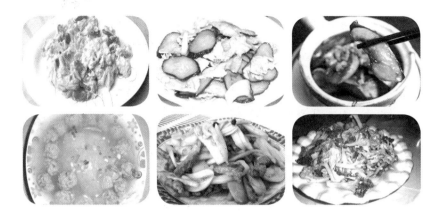

多的脂肪。油腻的东西似乎很难吃，其实这是一个误区。
是油脂使食物变得美味的，只要你愿意花时间和精力，
发挥自己的创造性，就可以做出许多"美味"的"生酮食
物"，完全可以让孩子享受饮食的乐趣！

33. 生酮饮食不能吃糖，但我的孩子特别喜欢吃甜食，怎么办？

"糖"肯定是不能吃的。但是，并不是所有"甜"的
东西都是"糖"。很多"甜味剂"比糖还甜，但完全不含
热量，比如"甜菊、三氯蔗糖、阿斯巴甜、糖精"等，您
可以在网上或实体的糖尿病专门店购买。但要注意的是，
为了降低甜度，有些产品将较多的"淀粉"作为填充剂，
你要注意标签上这些成分的含量，因为它们就是"碳水化
合物"！因此，更推荐天然的"甜菊茶"，没有添加任何
东西，几片茶叶就可以使一杯水变得很甜了！这样就可以
做出各种有"甜味"的食品了。

34. 我的孩子喜欢喝可口可乐等汽水，怎么办呢？

生酮饮食一般对水没有限制，但市售的可口可乐等软
饮料含较多的糖类，是不能喝的。我们可以把甜味剂等加
入到一些"无糖的碳酸饮料"或矿泉水中，就可以做成

"甜的汽水"了！

35. 假如孩子不小心吃了一些不该吃的食物，如一碗饭、一片面包、一颗糖，怎么办？

　　这些食物都会导致身体酮症的降低，有些则可能导致癫痫复发。就像漏服了一次抗癫痫药一样。这种情况只能继续生酮饮食，有时可能需要暂停1或2餐，让身体恢复高酮状态。一般不会影响长期的效果。

36. 生酮饮食很有效，我的孩子已经很长时间没发作了，但昨天又有了一次发作，是什么原因呢？

　　很多潜在的原因可能会破坏生酮饮食的效果，引起突然的发作。例如，使用了新的食材进行烹饪，吃了别人不经意给的食物，甚至更换的防晒霜、唇膏和牙膏等，里面含有的蔗糖也会引起发作。其他疾病也可以成为常见的诱因，如感染、肾结石等。

37. 我的孩子最近感冒了，他同时又在吃生酮饮食，怎么办？

　　如果孩子只是轻微感冒，没有必要停用生酮饮食，只需要求医生尽量不开含糖类的药物，如一些糖浆类的感冒药。如果患儿病情严重，需要住院观察，考虑其当前的疾病状态是首要的，可以暂停生酮饮食，待疾病治愈，再重新开始。

38. 我觉得生酮饮食的食物分量很少，我的孩子会不会感到饥饿呢？

　　虽然这种饮食仅提供人体所需3/4的热量，但饮食中的高脂肪和酮症本身会抑制食欲，儿童一般不会有饥饿感。如果增加食物分量，热量过高，体重增长过快，反而会引起发作。

39. 生酮饮食为什么要补充维生素和矿物质呢？

生酮饮食是一种治疗性饮食，它的饮食结构是不均衡的，需要额外补充多种维生素和钙，有些孩子甚至需要额外补充帮助脂肪代谢的左旋肉碱。

40. 生酮饮食有不良反应吗？

作为一种有效的疗法，某些患者会对其产生一些不良反应，但并不是所有患者都会发生，如果我们预先知道，就可以早期预防，及时处理。生酮饮食的不良反应有便秘、高脂血症、肾结石、低蛋白血症、低血钙、感染增加等。

41. 生酮饮食引起患儿便秘该怎么办？

便秘是生酮饮食儿童最常见的不良反应。以下一些方法可供参考试用：尽量选择纤维素含量高的蔬菜；喝足够的水；严重时可使用缓泄剂。

42. 生酮饮食会影响儿童的发育吗？

营养失衡是影响儿童发育的最重要因素。因此，治疗期间需要按要求复诊，让医生和营养师来定期评估孩子的生长发育情况，以保证孩子摄入足够的蛋白质和热量，帮助他正常生长。

43. 吃这么多的脂肪，我的孩子会不会发胖呢？

由于生酮饮食疗法中食物的热量是经过计算的，在总热量控制的前提下进食脂肪一般是不会导致发胖的，而且由于总热量控制在一般需求的75%～85%，许多孩子的体重反而会减轻。体重是反映热量是否适当的指标，我们要密切注意。如果体重不正常地增加或减少，我们就要调低或调高热量，同时还要监测儿童的身高和体重是否符合年龄的增长。

44. 生酮饮食会使孩子的血脂升高吗?

很多人听到进食含大量脂肪的饮食时，都会产生疑问，这样是否会引发动脉粥样硬化，诱发中风和心肌梗死呢? 当给予高脂肪含量的饮食同时给予热量限制的时候，血脂并不一定发生改变。研究结果发现，只有30%的患者会发生高脂血症，其临床意义并不明确。如果生酮饮食在2年或更短的时间内停止，患者恢复正常饮食后血脂就会恢复正常。

45. 生酮饮食会使我孩子得肾结石吗?

2%～10%接受生酮饮食疗法的孩子可能会有肾结石。为了早期发现结石，最好每周检查尿常规一次。如果患儿尿隐血持续阳性，就应添加枸橼酸钾碱化尿液，同时多喝水，这些措施可以溶解结石，很少有患儿需要进行手术或碎石术。

46. 为什么说家长的耐心和孩子的配合是生酮饮食疗法成功的关键?

尽管生酮饮食疗法有一些不良反应，但多数并不严重。某项研究的28例患者中仅1例因为不良反应退出；25%的患者即使有效，却因为实施方法不当或家属没有耐心坚持而放弃，这是很可惜的。因此我们说，家长的耐心和孩子的配合才是生酮饮食疗法成功的关键。

47. 生酮饮食对食物的限制太严格了，有没有一种更接近正常饮食的疗法呢?

有的。中链甘油三酯（medium chain triglyceride, MCT）是一种从椰子油和棕榈仁油中提取的脂肪，它比常用的油脂分子链更短一些，更具有"生酮价值"。因

211

此，食用含MCT的饮食可允许孩子少吃一点脂肪，多吃其他食物，如更多的水果和蔬菜，甚至少量的米饭和其他主食。这样看起来就比较接近正常饮食了。

48. 经典的生酮饮食和MCT都需要花时间去计算、称量食物和住院，有没有"更方便"一点的疗法呢？

有的。近年来发展起来的改良的阿特金斯（Modified Atkins）饮食疗法，由Eric Kossoff医生研发。此饮食疗法不需要计算热量，无须住院，大部分食物无须称量，家长可以在很短的时间内学会使用此疗法并烹制食品。

49. 为什么叫"改良的阿特金斯饮食疗法"呢？

改良的阿特金斯饮食疗法与一种叫"阿特金斯饮食"的减肥法相似，它们都属于低碳水化合物、高脂肪饮食，都产生尿酮，都长期使用，都导致体重减轻。但它有更严格的碳水化合物限制，更多的脂肪摄入。

50. 改良的阿特金斯饮食疗法具体怎么实施呢？

它鼓励进食大量的脂肪，对蛋白质则没有限制，仍然对碳水化合物有严格的限制。在第一个月内将碳水化合物限制在儿童10克/天（成人15克/天），一个月后碳水化合物可每月增加5克/天，最高可至30克/天。同时也要补充维生素和矿物质。在进行此疗法时，患者也要监测尿酮和尿隐血。

51. 改良的阿特金斯饮食疗法疗效如何？

目前的研究结果显示：约45%的患者能减少50%~90%的发作，28%的患者的发作减少大于90%，疗效似乎比传统的生酮饮食略低。但研究结果发现，如果患者对改良的阿特金斯疗法没有反应，也不会对经典的生酮饮食疗法有反应。所以我们可以从改良的阿特金斯饮食疗法开始。

52. 改良的阿特金斯饮食疗法适用于哪些患者？

基于"改良的阿特金斯饮食疗法"的上述优点，其可广泛应用于年长的儿童、青少年和成人难治性癫痫患者。对于本身就需要进食流质的婴儿和发作非常严重的儿童，我们则倾向选择经典生酮饮食疗法。

53. 改良的阿特金斯饮食疗法与生酮饮食疗法可以互相转换吗？

当然可以。在生酮饮食起效后，我们降低脂肪比例，逐渐放松对烹饪方法的限制，就可以逐渐过渡到改良的阿特金斯疗法。而对于改良的阿特金斯饮食疗法不理想的患者，也可以在医生指导下转换成生酮饮食疗法。研究发现，转换后疗效会有约10%的提高。

54. 改良的阿特金斯饮食疗法不需住院，可以在家里自行开展吗？

不行。这是一个医疗方法，同样有一定的不良反应和风险。因此，患者必须在医生或营养师的指导下进行。

55. 改良的阿特金斯饮食疗法不限制蛋白质的摄入，是不是患者可以随意享用鸡、鸭、鱼、肉、蛋等富含蛋白质的食物呢？

的确，由于鸡、鸭、鱼、肉、蛋类这些食物基本不含碳水化合物，可以随意享用。但有时候过量进食，导致总热量过高，也可能会导致发作增加，因此，应适量控制。

56. 要怎么保证进食大量的脂肪呢？

要保证你的食物的主要来源是脂肪。应记住，脂肪不是蛋白质等，很多人把这两者混合。猪油、奶油等动物油，玉米油、花生油等植物油，以及人造黄油、蛋黄才是脂肪。患者要保证大量吃这些食物。每餐菜都要让它们看起来"油光光"的。

57. 坚果中也含有较多的油脂和较少的碳水化合物，改良的阿特金斯疗法允许吃吗？

某些坚果，如花生、杏仁、芝麻、瓜子等脂肪含量较高，碳水化合物含量较低，可以磨成粉做"面包、蛋糕、煎饼"等食物的基质。尤其是亚麻籽，建议您一定要尝试。亚麻籽在菜市场或药铺都有卖，它的碳水化合物含量非常低（100克里含1.5克净碳水化合物，42克脂肪），几乎可以"自由使用"了。但是某些亚麻籽坚果如腰果、开心果等含碳水化合物较多，就不推荐使用了。

58. 什么样的食谱才含有大量的脂肪呢？

前面提到的生酮饮食疗法的食谱都适用于改良的阿特金斯疗法，只是脂肪所占比例略低，蛋白质和碳水化合物含量略高罢了。因此，在不限制热量的情况下，你可以任意吃，直到感觉饱为止。例如，您早上吃一个油煎鸡蛋，如果不饱，你可以吃两个！但是，由于这类食物都有很强的饱腹感，在进食了高脂、高蛋白的早餐后，整个上午你也不会感到饥饿。

59. 超市里有很多的加工食品都标明是"无糖食品"，我可以吃吗？

不行。糖只是碳水化合物中的一类，"无糖"不等于"无碳水化合物"。你必须仔细阅读营养标签，弄清楚其中的碳水化合物含量。

60. 我们家人喜欢在外就餐，可以带孩子去吗？

没有问题。只要您细心选择食品，注意以下一些小技巧，就可以外出就餐了：①尽量选择烹饪方法简单的食物，如烧烤的鱼、肉和蛋类。②看清每道菜的成分，要是不明白，一定要问清楚。③很多调料可能含有淀粉，如勾芡用的生粉就是纯淀粉，很多酱汁中含有较多的碳水化合物，例如点蔬菜沙拉时就不要放沙拉酱，还有一些肉类是包裹了面粉来油炸的，也不要选用，④不要点含土豆、粉丝等的炖菜。⑤避免摄入米饭、包子、糕点等主食，如果有一家餐馆是以包子等主食而出名的，最好不要去，免得勾起你对碳水化合物的向往。

61. 改良的阿特金斯饮食疗法有不良反应吗？

有些患者在开始的1周内可能会有头痛、疲倦、低热等类似感冒的症状，但大多会在1~2周后消失。长期的不良反应与生酮饮食类似，但由于其脂肪比例相对较低、蛋白比例相对较高，不良反应的发生率明显较少。

62. 为什么这些饮食疗法一定要在医师/营养师的指导下进行？

任何一个有效的疗法都可能有不良反应的发生，尽管这是饮食疗法，也不例外。因此，它们都需要在医生和营养师的指导和监督下进行。

63. 在进行饮食治疗的时候还需要吃药吗？

饮食疗法开始的时候，我们还不清楚它是否有效，这时不能减停药物，尤其在第1个月内，不主张对药物进行调整。

64. 如果饮食治疗有效，我什么时候可以减停药物呢？

如果饮食治疗有效，可以在1~3个月后开始减停药物，但必须在医生的指导下缓慢进行。有些患者可能还需长时间与药物同服。每个患者的情况都是不同的。

65. 我正在进行饮食治疗，已经2年没有发作了，医生告诉我可以停止了，但我很担心会复发，怎么办呢？

坦白地说，没有人真正知道病情是否会复发，唯一的方法是在停止饮食治疗后持续观察！但好消息是，即使复发，再重新开始治疗也还是有效的。

66. 我已经实施这个饮食疗法2年了，虽然减少了很多的发作，但没有完全控制，我还要继续坚持吗？

对于那些有一定效果，但又没有完全控制发作的患者来说，正如服用抗癫痫药物一样，如果你不觉得是一个很大的负担，就可以坚持更长的时间。